あきらめない！慢性的なからだの悩み

横内正典

たま出版

はじめに

私は、消化器外科医であった22年の間、膵臓癌はもとより、胃癌、大腸癌術後肝転移、肺転移の患者さんをほとんど治すことが出来ませんでした。

しかし、外科医を辞め、漢方治療を中心とした26年間で、かつて治すことが出来なかった膵臓癌、および消化器癌、さらには肺癌などまでも、少しずつ治せるようになったのです。

治療を続けているうちに、治った患者さんから、家族の難病を相談されることが多くなりました。西洋医学の専門家が治せないでいる病気の方々ですから、漢方治療でも難渋しましたが、徐々に、治る患者さんが増えてきました。

今回は、そうした患者さんの症例を、なるべく多く巻末に収録しました。慢性的な心身の不調や難病で苦しんでおられる方は、それらの症例に目を通し、ご自身と似た症例があれば参考にしていただきながら、同時に漢方薬の効果を知っていただければ幸いです。

令和元年五月一日

横内正典

目次

漢方薬の力　44

第3章　病気にならない生活習慣——87

第4章　東洋醫学と西洋医学、両方のよいところを使いましょう――116

東洋醫学と西洋医学の融合　128

第1章
肥満症、不妊症治療は、漢方薬の得意ワザ

肥満症治療は漢方薬の得意ワザ

肥満症治療のまずもっての心がけ

いわゆるダイエットを成功させるには、「意識して食べる」ことです。

自分は、今日何をどれくらい食べたか。

食べる必要のあるものを、必要なだけ食べたか。

食べたものが自分の体にどのように影響しているのか。

それらを意識して食べることができていると、ダイエットは必ず成功します。

しかし、ダイエットに成功し、成功を持続できている人は、ごくわずかです。ダイエットに成功した人の大半は、しばらくするとリバウンドしてしまいます。

リバウンドとは、もとの体型にもどってしまうことではありません。また、「もとの体重に戻ってしまうこと」という答えでも、○ではなく△です。

なぜならば、ダイエットに成功して、しばらくしてもとの体重に戻ってしまったならば、その人の筋肉はもとよりも減っていて、脂肪は増えているはずだからです。筋肉が減り、脂肪が増えて、もとの体重に戻ると、見た目はいっそう悪くなります。肥満症という症状も、よりいっそう悪化したものになります。

不十分な食育環境、飽食の時代、孤食の増加、メンタルの不調を抱える人の増加など、いずれも「意識して食べる」ことを難しくしています。

肥満症は、たんに太っている状態をいうものではありません。肥満症は、「治療する必要のある肥満の症状」です。治療がうまく行かない場合、さまざまな病気に苦しめられ、「生活の質」が落ち、短命に終わる可能性が高くなります。

私もかなりの肥満症だった

食事のときには、食べ物を一口、口に入れたら、箸は箸置きに戻しましょう。

これを、30回ほど続けることを習慣にすると、やがて驚くほどの効果を手に入れることができます。箸を持ったままだと、つい次々に食べ、満腹中枢が働く間もなく、食べ過ぎてしまいます。

それも、ほとんど噛まないで、飲み込んでしまうようになるので、消化吸収が悪くなります。そのうえ、すぐにお腹が空いてしまいます。

それに、肥満の人のほとんどは早食いです。別の言い方をすると、早食いが原因で、その結果が肥満です。

たいていのおやつには乳製品が入っていますから、おやつを食べるのを止めれば、効果的なダイエットになります。そのうえ乳製品の摂取を減らすことにもなるので、癌の予防にもなります。

運動が苦手な人は、なるべく階段を使いましょう。

脚のすべてを使っての大股での早歩きは、とても効果的な有酸素運動になり、脳に

肥満症だったころの著者

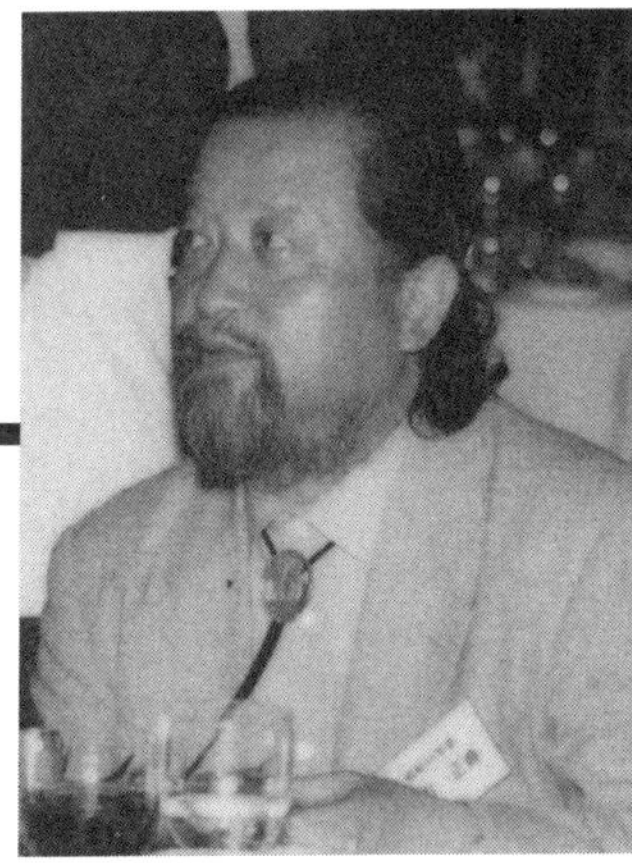

減量後の著者

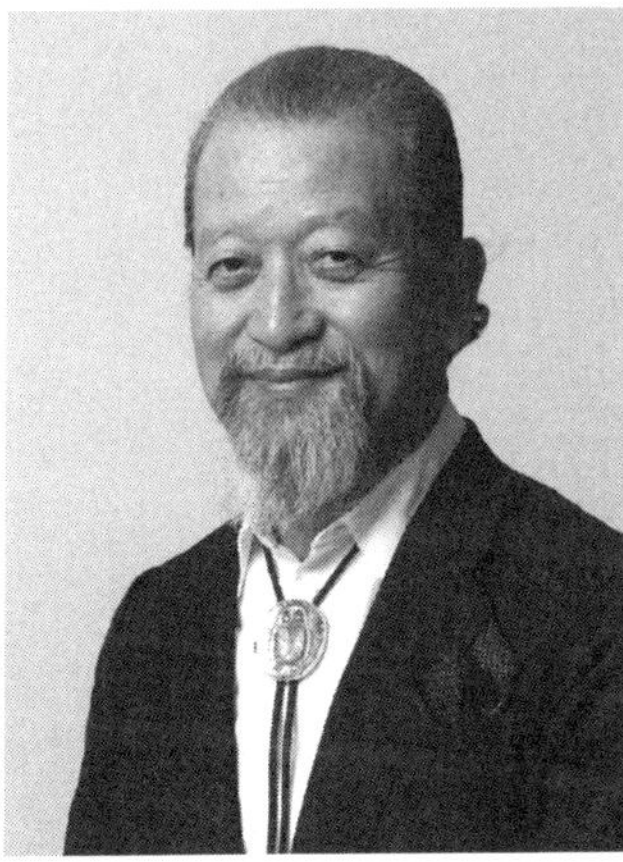

も良い刺激になります。
　じつは、かくいう私も、外科医の頃はかなりの肥満症になっていました（写真参照）。父が内科医だったので、小さな頃から患者さんが持ってきてくれるイキのいいお魚などをよく食べていました。外科医になってからは、食べることがストレス解消になり、本当によく食べていました。
　東京に出てきてからも、よく食べることが続きました。講演で全国を飛び回ることが多かったのですが、講演の後は、決まってその土地の名物を食べていたものです。
　肥満症になっていると自覚してからは、減量することを決意し、前述したようなことを心がけました。

しかし、かなりの巨漢であったため、自分で漢方薬を処方して服用することもありました。

減量のための漢方薬はかなりの確率で成功しています

現代医学では、肥満症の原因はおもに「食べ過ぎ」と「運動不足」だと捉えています。その人の1日に必要なカロリー以上に摂取すると太り、必要なカロリー以下の摂取だと痩せるというわけです。

1日に必要なカロリーは、年齢によってだいたい決まっていて、必要なカロリー量を増やすには運動量を増やせばいいということです。

漢方では、肥満症の原因は「食べ過ぎ」と「運動不足」と、もうひとつ、「体質」にあると捉えています。

肥満症になる体質の中心にあるのは、「脾胃」のはたらきです。「脾胃」は、飲食物を消化吸収し代謝するはたらきですが、解剖学的な胃や腸のことではありません。からだ全体のエネルギーをつくり出していくものであり、消化管の消化吸収機能を生理的にとらえたものです。

そうして、「脾胃が強い人」は、消化・吸収・代謝のはたらきがすぐれている人であり、食べすぎても容易に太ることはないと捉えています。

それに対して、「脾胃が弱い人」は、消化・吸収・代謝の機能が低下している人であり、食べる量は少なくても肥満症になりやすいと捉えています。よく「私は水を飲んでも太る体質です」という人がいますが、「水を飲んで太る」ことはありません。ただし、脾胃が弱い、太りやすい体質であるのはたしかでしょう。

漢方薬は、この「脾胃が弱い」体質を改善するのが得意ワザなのです。

私のクリニックには、どうしても減量しなければならない脂肪肝の人や、痩せたいという希望の患者さんも多いので、患者さん一人ひとりに合った漢方薬を、パワーテストで見極めて処方しています。

不妊症治療も漢方薬の得意ワザ
月経→排卵→受精

エストロゲン、プロゲステロンなどの分泌により受精卵が着床しやすい子宮に変化

不妊症の治療の説明の前に、どのようなプロセスを経て妊娠するかを、ざっとみておきましょう。

女性の身体は、脳の視床下部から分泌される性腺刺激ホルモンによって、卵胞の成熟や排卵などがコントロールされています。

月経ごとに原始卵胞が1個ずつ成熟し、やがてグラーフ濾胞《ろほう》になり、排卵となります。

このとき、性腺刺激ホルモンが黄体化ホルモンを分泌させ、その黄体化ホルモンが卵胞に働きかけて排卵を促します。

この間、エストロゲン、プロゲステロンなどのホルモンが分泌され、子宮に働きかけます。そのことにより、内膜腺が発達し、分泌も増えます。受精卵が子宮内膜に着床しやすいように子宮が変化するわけです。

一個の精子だけが卵子の細胞膜を破って中に入り込む

月経開始から排卵までの間、基礎体温は低温期を示します。排卵後、卵胞が黄体化され、黄体ホルモンが分泌されると、基礎体温は０・３〜０・５℃上昇します（高温期）。

この高温期は約２週間続きます。

通常、１回の月経で排卵される卵子は１個です。卵巣内で卵子が成熟すると卵子が卵巣より飛び出します。それが排卵です。

排卵した卵子は卵管の先端から取り込まれ、精子を待ちます。

女性の膣内に射精された精子は、射精後２時間ほどで子宮・卵管を泳ぎ、卵子が待っている卵管膨大部に行きます。しかし、そこまで行き着くことができる精子は、わずか数百です。一度の射精の精子の数は、おおよそ数億ですから、ほんとうに激減しているわけであり、精鋭中の精鋭のみが卵管膨大部に行くことができるということになります。

卵子は、たくさんの細胞で覆われて保護されています。そのバリアを破るには、精子の先端にある特別な酵素を使わなければなりません。しかし、どんなに効果的に酵素を使っても、1個の精子だけでは、卵子を覆っているバリアを破ることはできません。

そこで、卵管膨大部に精鋭中の精鋭の精子が、いっせいにアタックします。そのことによりバリアが破れます。そのとき、最も素早い精子1個だけが、卵子の細胞膜を破って中に入り込みます。

こうして受精が完了します。

受精卵は、28時間後くらいに最初の細胞分裂をします。

その後、細胞分裂を繰り返して成長しながら、卵管内を子宮に向かってゆっくり進んでいきます。子宮にたどり着くには4、5日かかるようです。

そうして、受精してから7日ほど経った頃、子宮上部の子宮内膜に取りつきます。

この子宮内膜に取りつくことを、「着床」というわけです。

不妊の原因の概略

女性が原因の不妊

1. 卵管因子

①卵管炎

原因となる微生物には、淋菌、大腸菌、クラミデアなどがある

②卵管性留水腫・膿腫

卵管炎により卵管が閉塞し浸出液（膿）が貯留する

2. 子宮因子

①子宮筋腫

子宮を構成する筋肉の一部に発生する良質の腫瘍

②子宮形態異常

③子宮内膜症
子宮内膜組織が、子宮内膜以外の場所にできてしまう

④子宮腺筋症
子宮内膜組織が子宮筋層のなかに増殖する疾患

⑤黄体機能不全
黄体ホルモンの分泌が悪かったり、子宮内膜の反応が悪かったりすると、受精卵がうまく着床しなくなる

3．頸管因子
精子の通り道である頸管になんらかの障害があると、精子がうまく通ることができない

男性が原因の不妊

1．造精機能障害（男性が原因の不妊の約90％は造精機能障害です）

①無精子症

②乏精子症（精子の数が少ない）
③精子無力症（精子の運動率が悪い）
2. 性機能障害（勃起や射精がうまくいかない）
3. 精路通過障害（精子の通り道に問題がある）

漢方による不妊治療

漢方治療で産まれた子どもには優秀な子が多い

不妊症は、女性が非常に苦しみ、家庭崩壊にまでなってしまうこともある大きな問題です。

結婚して何年も子供を授からないと、周囲からの風当たりも強く、ご両親の心配にも、ひとかたならぬものがあります。まずは婦人科や泌尿器科で検査をし、不妊治療を始めるのですが、大きな出費と大変な苦労をともなうので、私のクリニックに来院されるや否や泣き出してしまう女性もいます。

私は、何とかして子が授かるように漢方薬を考えます。しかし、簡単にことが運ぶわけではありません。現代は、電磁波などの影響で、精子の数が少ない男性、精子がない男性が増えています。

それでも処方した漢方薬が、その男性にピッタリだったときには、服用4か月目に精子の数が2倍になり、5か月目に奥様が妊娠されたりします。

漢方治療で産まれた子供には、どういうわけか優秀な子が多いようです。

不妊症にもクラミデア・トラコマーテスが関与しているものがある

不妊の原因は、女性の場合は卵巣機能の低下やホルモンバランスの乱れ、男性の場合は精子の量や運動の影響によるものが多いようです。

その不調を、漢方薬服用によって整え、子どもを授かる環境をつくります。

妊娠しても流産してしまう患者さんにも、漢方薬服用によって、胎内で赤ちゃんが育つ環境を整え、無事出産にまで至っていただきます。

不妊の状況の一つに、卵管が閉鎖しているケースがあります。これは、卵管に向かう神経にウイルスや細菌がついたためと考えられます。不妊症の人が、特に気をつけなければならないのは、細菌のクラミデア・トラコマーテスです。

先述したように、クラミデアは誰もが持っている細菌ですが、牛乳、乳製品が大好物です。食生活でこのようなものを口にすると、クラミデアにどんどん栄養を与え、成長させ、増やすことになります。

そのことによって、クラミデアが原因の卵管炎から卵管閉鎖となり、女性の側が原因の不妊となってしまうわけです。

牛乳、乳製品の過剰摂取は、癌の原因にもなりますが、卵管閉鎖による不妊症の原因にもなります。「牛乳、乳製品の過剰摂取はよくない」とは、よく言われていますが、クラミデア・トラコマーテスなど微生物の存在のことを知ると、その理由がよくわかるのではないでしょうか。

クラミデア・トラコマーテスによる不妊は、「不妊の原因の概略」の「女性が原因の不妊」のトップにあげた「1．卵管因子」の最初の「①卵管炎」にあたります。

現代医学に「冷え症」という病名はないが、「冷え」は女性の大敵

そのほかの原因のなかで多いのは、冷え性による不妊症です。身体を冷やさないことは、とくに女性にとって、とても大切なことです。

現代医学には「冷え症」という病名はありません。ですが、「冷え」は女性にとって、不妊症に限らず大敵です。

妊娠し、丈夫な赤ちゃんを産むためには、子宮のまわりに新鮮な血液がたっぷりと供給されていなければなりません。子宮が温かいことも大切です。

現代社会は、いつでも冷たい飲み物を飲むことができます。家庭には冷凍庫付きの冷蔵庫、人が多く集まる場所には冷水機、自動販売機などが設置されています。自動販売機は、道端にも設置されていて、熱いものと冷たいものが同時に販売されています。

夏の冷房は、家庭からはじまり、出かけて電車や地下鉄に乗っても、働く場所に行っても、多くは冷房完備です。熱い夏にも体を冷やしてしまいます。

それに、現代社会はストレスが多く、ストレスは血管を縮めることになり、血流が

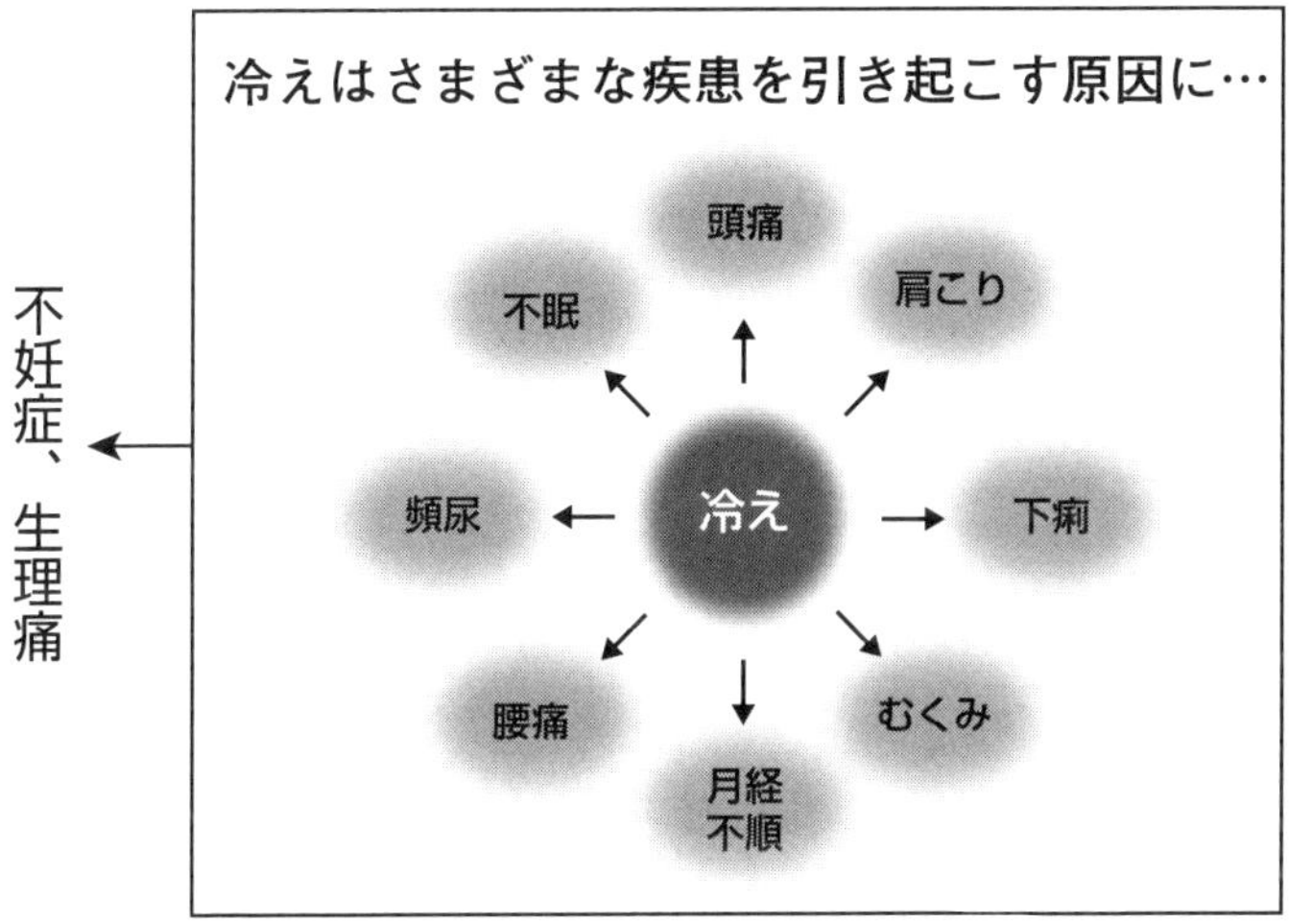

※イメージ図

悪くなり、体を冷やします。窮屈な靴、きついガードルも、血流を悪くし、体を冷やします。

夏になると冷奴、そうめんなどをよく食べるようになりますが、これも体を冷やします。生野菜、夏野菜も体を冷やします。

女性はからだの中心部に血液がたまりやすいので、お腹を温めると冷えが改善できることがあります。首には動脈が4本通っているので、首を温めることによって全身を温かくすることができます。

第1子出産後に子宮頸癌を克服し、漢方で体調を整えて第2子誕生

当院でよくなられた患者さんの典型は、M・Mさんです。

M・Mさんは、平成13年7月に、34歳で第1子を出産しました。大喜びしたのも束の間、月経周期が30〜50日になってしまいました。

それから2年7カ月ほど経った平成16年2月、不正出血が始まりました。

同年4月に検診を受けたところ、子宮頸癌と診断されました。

当院への来院は、その翌月の平成16年5月のことです。

「冷え性ではあるものの、体調はいいです。子宮頸癌を克服できたら、第2子を出産したいです」

と、お話しになっていました。

漢方薬を3種類処方しました。

ここで、言葉の整理をしておきましょう。

「冷え性」は、血めぐりが悪くなり、とくに手足が「冷えている」と自分で感じている状態のことです。

つまり「冷え症」は、「冷え」によって生じる不調のことです。

イメージ的に似ているのは、「低体温症」ですが、これは深部体温（脳や内臓の温度）が正常値を下回ったときに起こる症状を指します。

漢方薬を３種類処方した翌月（平成16年６月）には、２ヵ月ぶりに生理がありました。その月に、Ｍ・Ｍさんは子宮頸癌の円錐切除手術を受けました。

それから、７か月ほど経った平成17年１月には、ずいぶん回復してきたようでした。生理が１～２カ月に１回来るようになり、漢方薬も１種類に減りました。

それから１年７か月経った平成18年８月、妊娠していることがわかりました。そのときには、体調はかなり良くなってきていたので、安産間違いなしを確信しました。

その７ヶ月後の平成19年３月、Ｍ・Ｍさんは40歳で、待望の二人目のお子さんを出産されました。

Ｍ・Ｍさんは、現在も元気で暮らしています。

漢方薬服用11カ月で妊娠
T・Mさんの症例を詳しく見てみましょう

手足の冷え、膀胱炎、頭痛はいずれも「冷え」の症状

T・Mさんは、平成15年に結婚しましたが、結婚3年目までは、お子さんのことはまったく考えなかったそうです。仕事がとても忙しく、そこまで気が回らなかったようです。

その後、子どもが欲しくなったものの、妊娠しなかったそうです。

当院での初診は、平成22年4月でした。

T・Mさんは、次のように話してくれました。

「仕事も多忙で、海外出張もあるので、生活も不規則になりがちです。整理も不規則で、2カ月おきに来たりします」

さらに手足に冷えがあり、風邪もひきやすく、膀胱炎や頭痛もあったそうです。

「手足に冷え」は典型的な「冷え性」の症状です。膀胱炎は、多忙なために「頻尿」

を我慢することで発症している可能性があります。

27ページの図をご覧ください。「頻尿」も「冷え」の一つの症状であり、「頻尿」を我慢することで膀胱炎になっていたならば、膀胱炎も「冷え」の症状に入れていいのかもしれません。

Ｔ・Ｍさんは、膀胱炎とともに「頭痛」のあることも訴えられていますが、「頭痛」も「冷え」の症状の一つです。

基礎体温が低温期と高温期に分かれていない

Ｔ・Ｍさんは、「冷え」が原因の不妊症のようです。

その「冷え」の原因は、おそらく仕事でしょう。子供をつくることすら考えられないほど多忙であったということは、強いストレスを受けていたということです。強いストレスは、血管を収縮させ、血流を悪くし、「冷え症」の原因になります。

Ｔ・Ｍさんは、排卵のタイミングを見るために、毎朝、基礎体温をはかり、表に記入しています。

不妊症の冒頭でご説明したように、月経開始から排卵までは、基礎体温は低くなります。排卵後、卵胞が黄体化され黄体ホルモンが分泌されると、基礎体温は0・3～0・5℃上昇して高温期になります。その高温期は、通常約2週間続きます。

T・Mさんの基礎体温表を見ると、低温期と高温期に分かれていません。それどころか、基礎体温が日ごとに上下していて、安定していません。ということは、おそらく排卵が定期的に行われていないということでしょう。

9カ月目に生理が順調、11カ月目に妊娠!

「全身の不調を治してから妊娠したい」というご本人の希望もあり、体質改善の漢方薬を含め、3種類の漢方薬を初診時に処方しました。

3種類の漢方薬は、いずれもT・Mさんに合っていたようです。

漢方薬を飲み始めたT・Mさんは、あっというまに身体の「冷え」が改善され、2カ月後の6月には、漢方薬が2種類に減りました。

初診から9カ月目の平成23年1月、生理が順調に来るようになりました。

翌2月には、体調がすっかり良くなりました。

さらにその翌月の3月、生理が遅れました。

気になって産婦人科に行ってみたところ、妊娠反応があることを知らされました！

「胎児の心拍はあるものの、切迫流産」と診断される

T・Mさんは妊娠反応に大喜びしたのですが、その直後に状況が一変します。

体調が悪くなり、出血が始まりました。

担当の産婦人科医からは、「胎児の心拍はあるものの、切迫流産」と診断されてしまいました。

胎内で赤ちゃんは生きているのに（心拍はある）、「切迫流産」とはひどいと思うかもしれませんが、流産と切迫流産は、まったく別と言っていいほど違ったものです。

流産とは妊娠22週未満に胎児が死亡してしまい、妊娠が終了してしまうことをいいます。多くのケースで、胎児は死亡してから体外に排出されます。

妊娠して流産する確率は10〜15％くらいです。その多くは妊娠12週未満に起こる早

期流産です。

切迫流産とは、お腹の痛みや出血などの症状があっても赤ちゃんが生きている状態を指します。ですから、T・Mさんの場合は、切迫流産であるわけです。正常な妊娠であっても、出血・腹痛があれば「切迫流産」と診断されます。

しかし、「切迫流産」と診断されたならば、「切迫」であっても「流産」だということで、妊娠した本人は、驚き、不安になってしまいます。


漢方薬で「切迫流産」を乗り切り、1年7カ月で元気な男の子を無事出産

T・Mさんは、大きな不安を抱えて当院に来院されました。

そこで、子宮の働きを良くする漢方薬を処方しました。

その漢方薬を服用することにより、出血は止まりました。

4月にはつわりもなく、経過も良好となりました。

胎児の発育も良く、子宮の働きを良くする漢方薬は不要になりました。

胎児はその後も順調に成長し、T・Mさんは11月に男児を無事出産。母子ともに健康そのもの。

平成24年、Ｔ・Ｍさんはお子さんを連れて来院されました。母子ともに検診しましたが、異常なしでした。

「初孫なので、家族全員で喜んでいます」

と、笑顔をみせてくれました。

Ｔ・Ｍさんは、漢方薬を飲み始めて、わずか1年7カ月で、元気な男の子を無事出産したわけです。

不妊症＋アトピー性皮膚炎

漢方薬は皮膚病に強いと実感した私自身の体験

私は、外科医の研修医時代、手術前の腕の消毒によって、「重症接触性皮膚炎」に罹患し、外科医になることを諦めざるを得ない事態にまでなりました。

重症接触性皮膚炎の原因は、毎日ゴシゴシと丁寧に腕を磨いたブラシと逆性石鹸でした。逆性石鹸というのは、殺菌を目的とし、洗浄力のない石鹸のことです。

私たちが汚れ落としに使う石鹸や合成洗剤の多くは、水に溶けるとマイナスの電気を帯びて（帯電）陰イオン（アニオン）となります。

それに対し、逆性石鹸は水中ではプラスに帯電して陽イオン（カチオン）になります。

そのため、「普通の石鹸とは逆の性質」ということで、殺菌を目的とした洗浄力のない石鹸は「逆性石鹸」というわけです。

ただし、洗浄力のある石鹸に逆性石鹸を混ぜても、洗浄力があり、殺菌力もある石鹸にはなりません。石鹸の陰イオン（アニオン）と逆性石鹸の陽イオン（カチオン）が互いに打ち消しあって、洗浄力がなく、殺菌力もない「石鹸」（とは、いえませんね）になってしまいます。

洗浄力と殺菌力の両方の効果を得るためには、洗浄力のある石鹸で手から腕にかけて洗い、そのあと逆性石鹸で再度洗うといいでしょう。

しかし、普通に生活をしていて、家庭での手洗いには、特に逆性石鹸は必要ありません。手に付いた菌は、普通の石鹸でさっと洗うだけで95％取り除けます。丁寧に洗えばその効果はもっと高まります。

雑菌対策というと「菌をすべて殺す」と考えがちですが、基本の手洗いを正しく行って「菌を取り除く」ことを、まずは心がけるべきでしょう。

逆性石鹸で、毎日丁寧に手から腕を洗うというようなことをしていたのは、当時の外科医や研修医だけかもしれません。

重症接触性皮膚炎が、漢方薬で劇的に治癒

重症接触性皮膚炎は難治性で、現代医学的な治療ではまったく治る気配がなく、外科医になることは諦めなければならないのかと悶々としているうち、３カ月が過ぎました。

そんなある日、ふと漢方薬が浮かび、わらをもつかむ思いで服用してみました。

その結果、重症接触性皮膚炎が劇的に治癒したのです。

そこで、「漢方薬は皮膚病に強い」という認識を得ました。これが、その後に「漢

方薬は癌患者にも効果をあげる」という閃きのきっかけになりました。

重度のアトピー性皮膚炎が治り、赤ちゃんを授かりました

現在、猛威を振るっている皮膚炎は、アトピー性皮膚炎です。当院にも、さまざまな治療を行ったけれども、アトピー性皮膚炎には勝てなかった患者さんが、大勢来院されます。

そのなかには、アトピー性皮膚炎と不妊症の両方の患者さんが少なくありません。3例ほどご紹介します。

最初の例は、7月に初診したあと、3カ月後の10月にはお化粧もできるようになり、翌年には皮膚もキレイになって、赤ちゃんを授かった例です。

初めて当院に来られたのは、平成23年7月、M・Kさん40才のときです。

M・Kさんは幼少期より痒《かゆ》みがひどく、ステロイド剤を使用しても効果がありませんでした。

そこで、体質改善の漢方薬を2種類処方しました。

Ｍ・Ｋさんはきちんと服用してくれたようで、３カ月後の10月には痒みがなくなり、お化粧ができるようになりました。

翌年になると、それまでひどかった生理痛もなくなりました。27ページの図を思い出してください。「冷え」が原因で生理痛になることもあり、生理痛は不妊の原因にもなります。

Ｍ・Ｋさんは、その生理痛から解放されたのです。それは同時に、妊娠の可能性が開かれたということでもあります。

翌年になると、肌のきめが整い、皮膚も本当にきれいになりました。こうなれば、赤ちゃん誕生も近いと思っていると、Ｍ・Ｋさんから、

「赤ちゃんを授かりました」

と、弾んだ声で連絡がありました。

Ｍ・Ｋさんは、重度のアトピー性皮膚炎を漢方薬で完治させ、不妊症ともおさらばして、念願の赤ちゃんを授かったのです。

病気の原因は千差万別です。漢方薬は原因を追及し、その人の体質に合った漢方薬

を処方します。そのうえ、処方する漢方薬は1種類でないことが多いので、その患者さんに合ったオンリーワンの漢方薬、オーダーメイドの漢方薬であるといえます。

もう一つの決め手は、食事です。漢方は効き目がゆるやかだと一般的には言われていますが、漢方薬を服用していただき、食事の間違いを正してもらうことにより、あっというまによくなることもあります。

産まれてきたのは、玉のような男の子

妊娠と同時に、目と鼻と耳以外、すべてアトピー性皮膚炎になった女性がいます。皮膚からは体液が出て、それが洋服の繊維に付着して乾燥し、下着を脱ぐと皮膚が剥がれてしまいそうになります。それくらい重度のアトピー性皮膚炎でした。

そこで、まず牛肉、乳製品などを止めてもらいました。先述したように、牛乳、乳製品は、誰もが持っている細菌クラミデア・トラコマーテスが大好きなエサだからです。クラミデア・トラコマーテスが成長し増えると、癌の原因にもなりますが、卵管閉鎖による不妊症の原因にもなります。

次に、痛くても漢方風呂に入っていただき、肌の乾燥を防ぐ高濃度のジェルを全身に塗布してもらいました。

そのうえで、患者さんの免疫力、抵抗力をあげる漢方薬と、ウイルスを叩く漢方薬を処方しました。

それに、痒みを取る頓服（エキス剤）を追加しました。

漢方薬は、２週間くらいで効いてきましたが、出産時期が近づくにつれ、精神的な不安が増してきておられました。ご自分が、こんなにもひどいアトピー性皮膚炎なので、産まれてくる赤ちゃんも、きっとひどいアトピー性皮膚炎であるに違いないと思い込んでおられたのではないでしょうか。

不安の中身は推察に過ぎませんが、とても不安になってきておられることは、よく分かったので、不安を取る漢方薬を、さらに追加しました。

お母さんは回復され、元の肌を取り戻されました。

人体には代謝をおこなう特質があるので、漢方薬で体質を改善して免疫力を高めれば、徐々にではあっても必ず回復します。

産まれてくる赤ちゃんも、ひどいアトピーかもしれないというのは、杞憂でした。

産まれてきたのは、玉のような男の子でした。

漢方薬を服用しているお母さんから生まれてくる赤ちゃんは、きめが細かく、きれいな肌の赤ちゃんであることが多いのです。

歯の詰めものをプラスチックに替え、漢方薬を処方して半年、24才のT・Kさんはついに妊娠

平成23年7月9日に来院したT・Kさんは、幼少時からひどいアトピー性皮膚炎でした。寝ているときに無意識に皮膚を掻きむしるため、朝になって血だらけになったシーツをよく見るのだそうです。

彼女は、子どもができないことにも悩んでいました。

そこで、まず歯に詰めていた金属をすべて取り払い、プラスチックに替えてもらいました。歯科でいうレジン、すなわちプラスチックの詰めものに替えてもらったわけです。

前にも述べましたが、歯に詰める金属・歯科用合金は、携帯電話の電磁波で簡単に溶けてしまい、人体に害を与えます。そのうえ、歯科用合金が溶けると寸法が変化し、噛みあわせが悪くなり、肩こり、気うつ、頭痛、腰痛、歯ぎしり、食いしばり、不安・イライラ、歯周病、めまい、顎関節症などをもたらす危険性があります。

そこで、漢方薬を処方しました。

４カ月ほど経過した11月、

「つわりがひどいのですが、妊娠しました！」

と、顔を出すなり、うれしい報告をしてくれました。

顔や手足の皮膚が、とてもきれいになっていることも、うれしい報告でした。

しかし、お風呂に入ると皮膚がかゆくなるという状況は、依然として続いているそうです。

その2カ月後の平成24年1月に、再び来院されると、次のようにおっしゃいました。

「漢方で、つわりが治まりました。かゆみはときどきあります」

「どういうときに、かゆくなりますか」

「チョコレートを食べたときです」

そうは言っても、かなり改善してきているようです。

さらにその2カ月後の3月には、首と太ももが少しかゆいだけになりました。妊娠7カ月を迎えていました。

そして、T・Kさんは無事に元気な女の子を出産。

平成25年2月には、ご主人とT・Kさんのお母様、そして赤ちゃん、みなさんで来院されました。幸せいっぱいの笑顔が印象に残りました。

その後も、ときどきかゆみが出るようですが、皮膚はきれいになっています。現在も定期検診で、ご主人、お母様、赤ちゃん、みなさんで来院されます。

漢方薬の力

ステロイドには、強い副作用がある

アトピーは、正式には「アトピー性皮膚炎」といい、皮膚の炎症や湿疹を起こす病

状です。アトピー性皮膚炎では、皮膚の表面が乾燥して白い粉を吹いたようになり、強いかゆみを伴うケースが多くみられます。発疹するとかゆみが発生し、掻きむしると発疹が拡大します。

西洋医学では、アトピー性皮膚炎の治療に抗炎症作用や免疫抑制作用のあるステロイドを使用します。そのステロイドには、強い副作用のあることが知られています。ステロイドによる治療で回復しても、女性は更年期などがきっかけで再発し、以前よりも数倍ひどい状態になってしまう場合があります。

男性では、ストレスにより再発するケースが多いようです。

幼い頃、喘息の治療にステロイドを常用し、症状が改善していても、大人になって就職活動や職場でのストレスがきっかけで、アトピーが再発し、幼いころよりもひどくなり、不眠症から仕事ができなくなったということがあったりします。

好転反応の元は、東洋医学の瞑眩

長期間ステロイドの服用や塗布をされていた患者さんが、漢方薬に切り替えると、一時的に「好転反応」が出ますが、心配することはありません。

ちなみに、「好転反応」とは、治療の過程で一時的に症状が悪化したような状態になる反応のことです。体が正常な状態に戻るために起こる「調整反応」とも呼ばれています。

体が、長期にわたって不健康な状態が続いていると、不健康な状態でも機能できるように細胞は反応を鈍らせます。

それが急激に活性化されると、一時的に症状が悪化したような状態になるけれども、それは回復する過程で起こっていることだというのです。

好転反応は、東洋医学の瞑眩（「めんけん」または「めんげん」）という漢方の用語が元になっています。

漢方の厳密な定義に従うと、瞑眩の症状は、長くても1～3日で収まります。

日本の古典『高慢斉行脚日記』下巻に、「もし、めんげんせずんば、その病いえず」とあります。つまり、薬の効き目は「めんげん現象」があって初めて確認できる、病気が治る先駆けの現象であるというわけです。

「瞑眩」は伝統医学の基本的な用語であり、「好転反応」も正統な治療のなかで起きる一時的な症状を示す言葉です。

それを、健康食品、健康器具、化粧品のセールスの場で、不適切に流用されることがあります。副作用や不適応をごまかすためのセールストークとして用いられることもありますので、ご注意ください。

「念のために」「一応出しておく」薬は、本来不必要な薬

薬には、必ず副作用があります。コレステロールの薬なども「とりあえず」と出されがちですが、長年飲んでいると手足のしびれや筋肉痛が出てくる患者さんもいます。

とりわけ、眠れないからと睡眠薬を処方され、ついでにウツっぽいかもしれないと抗うつ薬も処方され、それらを同時に飲んだりすると、途端に元気がなくなったり、やる気がなくなったりすることもあります。

睡眠薬、抗うつ薬の副作用で、本当にウツになってしまった患者さんもいます。

医師が「念のために」「一応出しておく」と言った薬は、本来不必要な薬であり、

副作用で別の病気に苦しむ場合もあることを覚えておいてください。

検査に関しても同じで、むやみやたらに検査、検査で、まるで病気を探すかのように検査を勧める医師がいますが、過剰な検査は患者さんを不安にさせるだけで、それによるストレスの方が大きいのです。

2週間で消えた顔面の帯状疱疹

Y・Fさん（女性。76才）が、顔面の帯状疱疹で来院されたのは、平成24年5月でした。

両頬に発疹が出来始め、地図状に広がり、赤くなっていました。見るのも痛々しい痛みとかゆみが強い状態でした。

煎じ薬3種類、粉薬1種類を処方しました。

1週間ほど経ったころ、一度赤みが増しました。

10日目からどんどん赤みが消え始めました。

3種類の煎じ薬と1種類の粉薬をのみはじめて14日目に、帯状疱疹は完全に消失しました。

拙著掲載の処方箋どおりに漢方薬を処方してもらい、
「咳が止まった」「呼吸が楽になった」

拙著『救いたい！　肺癌・漢方治療のすべて』（たま出版）に、漢方の処方箋を載せたところ、読まれた肺癌の方が、近くの漢方薬局に行かれて、本に書かれてある処方箋どおりに処方してもらったそうです。

そうしたところ、咳が止まり、呼吸が楽になったそうです。

来院されて、そのお話を伺ったあと、拙著の処方箋どおりに処方してもらったとか、参考にして処方してもらったという方々から、「咳が止まった」「呼吸が楽になった」というお電話を、ずいぶんいただきました。

患者さんの中には、粉薬を処方してほしいという方も多いのですが、粉薬より煎じ薬を煮出したものの方が、効果が早くて高いのです。薬を飲むよりも、点滴のほうが早くて高い効果があるのと同じ理屈です。

それに、煎じ薬は何度も煎じることができ、お得です。

残った煎じ薬をお風呂に入れれば漢方風呂になり、煎じ薬が皮膚から吸収されます。体に良いことはもちろんですが、シミが薄くなるなど美容効果もあります。

家の中で生薬を煎じていると、アロマ効果があり、家族中が元気になります。

煎じカスを植木や植物に撒いてあげてください。実がつかなくなったミカンの木が、元気になってたくさん実をつけたと、患者さんがクリニックに持って来てくださったこともあります。

家族の一員であるワンちゃん、猫ちゃんにも食べさせてください。毛の色つやが良くなります。

ロサンゼルスから、14歳のワンちゃんを助けてほしいとの電話

アメリカのロサンゼルスから、14歳のワンちゃんを助けてほしいという電話が入り、少し驚きました。

私は、原則として患者さんの家族であるワンちゃん、ネコちゃんしか診ません。し

かし、アメリカでは、助からないと思われる動物は、安楽死させてしまうとのことで、そのことを知ったスタッフが、なんとか助けてあげたいと、引き受けたようでした。電話をしてこられたのは、お子さんがいないご夫婦で、ワンちゃんは、文字どおりわが子同然だったようです。

すぐにその子（ワンちゃん）のデータを送ってもらい、診察しました。乳癌、子宮癌、卵巣癌、骨転移で、歩くこともできず、鳴くこともしないということでした。

動物は人間より我慢強いようです。昔、交通事故で片足がなくなった犬が、必死で飼い主のもとに帰ってきたということもありました。それくらい、動物は痛みに強く、心も強いのでしょう。

私はさっそく、腫瘍を小さくして免疫力を高める漢方と、肝臓と心臓を強化する漢方を処方しました。

深い呼吸を2回して、苦しむことなく、亡くなった

癌が治っても、癌になる前の食生活をはじめとする生活習慣に戻ると、また癌になってしまいます。これは、私が患者さんによく言っていることです。

このワンちゃんは、パンが大好物ということで、よくパンを食べていたようです。パンは、バターや牛乳などを使用しているので、癌になりやすいのです。

ワンちゃんのお父さんからは、ほとんど毎日といっていいくらい、ワンちゃんの詳しい状況をメールで教えてもらいました。

ワンちゃんは、漢方薬を飲みだして数日経過したとき、トイレを合図できるようになったそうです。

食事は、ドンドン細くなっていったそうですが、これは、残念ながら癌の特徴です。ワンちゃんが14才だということは、犬の1年は人間の7年に相当するので、人間ならば98才ということになります。天寿をまっとうしているわけです。

アメリカには、「アニマルコミュニケーター」という、動物とコミュニケートできる人がいて、お父さんは、その人にワンちゃんとコミュニケートしてもらったそうで

す。

お父さんは、アニマルコミュニケーターを通して、

「もう、我慢しなくていいよ」

と伝えました。

そうしたところ、深い呼吸を2回して、苦しむことなく、亡くなったそうです。

第2章　ウイルスが認知症に関与しているかもしれない

ヒトの体の9割は細菌

ヒトは生物種の「集合体」

ヒトの遺伝子の数は、線虫とほぼ同じ。ヒトゲノムのサイズは、植物のイネの半分。そんなことが、『あなたの体は9割が細菌』（アランナ・コリン著　河出書房新社）に書かれています。

遺伝子が蛋白質をつくり、蛋白質が身体をつくるのなら、複雑で高度な身体をもつヒトは、地球上で最大の遺伝子を持っているはず。しかし、実際には線虫とほぼ同じで、植物のイネの半分しかない。

それでも、ヒトは複雑なことを話す能力があり、器用に手を使って書き記す能力もあり、創造力、知的思考力は、地球上の生物のなかでは飛び抜けています。

なぜ、ヒトがそのようなことができるかというと、ヒトは生物種の「集合体」であるからだと、アランナ・コリン女史は、この本のなかで述べています。ヒト細胞は、サイズや重量では大きいものの、数では共生微生物細胞の十分の一程度です。

ヒトゲノムの実情は、ほんとうに驚くべきことですが、ヒトのなりたちから考えると、当然のことであるとも言えます。

32億年前にシアノバクテリアが光合成によって酸素をつくりはじめた

いまから46億年くらい前に地球が誕生し、14億年ほど経ったころにシアノバクテリアが誕生しました。シアノバクテリアは、光合成によって酸素をつくることができました。

シアノバクテリアが誕生する前の地球には、動物も植物も存在せず、酸素もありませんでした。地球に存在していたのは、酸素に出会うと死んでしまう嫌気性細菌だけでした。嫌気性細菌にとって、酸素はＤＮＡを酸化させ損傷させる致死性の猛毒だったのです。

そこにシアノバクテリアが誕生し、太陽の光をもとに酸素づくりを始めたのですが（光合成）、それは海の中でときどき小さな泡を発生させる程度でした。

当時、地球の大気の96％は二酸化炭素でしたが、それから7億年ほど経つと、海中で飽和に達した酸素が地表に溢れだし、オゾン層を含む現在の地球の大気の原型ができあがりました。その過程で、酸素に出会うと死んでしまう嫌気性細菌はなりをひそめるようになり、代わって酸素が大好きな好気性細菌が大活躍するようになったのです。

好気性細菌は、大好きな酸素を取り込んで、糖からエネルギーをつくることができましたが、それが、とてつもない進化の起爆力になりました。現在「解糖系エネルギー産出」と呼ばれているエネルギー産出の原型が、このころに出来上がったのです。

シアノバクテリアは、いまも南極の氷河の下などで生き続けています。それをＮＨ

Ｋが撮影することに成功したので、ご覧になった方も多いと思います。ＮＨＫ高校講座の「生物基礎」にも、シアノバクテリアのことは取り上げられています。

ヒトは地球最先端の「生物種の集合体」

私たち人間をはじめ、動物、植物、菌類、原生生物など、身体を構成する細胞の中に細胞核を持つ生物は、「真核生物」と呼ばれます。

こうした真核生物の祖先は、好気性真性細菌（＝好気性バクテリア）をまるごと抱き込んで、細胞の中にミトコンドリアをつくりました。つまり、好気性真性細菌（＝好気性バクテリア）との共生を開始したわけです。

そのミトコンドリアが、いまでも水素と酸素を利用して私たちの体内でエネルギーをつくってくれています。ミトコンドリアというと、「生きた人体」の基本中の基本ですが、それとても途中から共生するようになった「よそもの」であったのです。

ミトコンドリアがエネルギーをつくりはじめたことにより、進化がさらに劇的に加速しました。そこからは、億年ではない単位での進化となります。

人類は酸素がないと生きていけませんが、その理由は、植物も動物も存在しなかった遠い昔、好気性真性細菌（＝好気性バクテリア）をまるごと抱き込んで、酸素のある地球で生きていくという方法を選んだことに起因しています。

その後、真核生物はシアノバクテリアを取り込んで、葉緑体に変え、その結果、10億年ほど前に植物が誕生しました。ヒトゲノムの2倍のサイズのゲノムをもつイネは、その原始植物が進化したものです。

ヒトの特徴は、ヒトゲノムにもありますが、本質的にはさまざまな生物種を抱え込んでいることにあるともいえます。ヒトの遺伝子の数が線虫とほぼ同じであり、ヒトゲノムのサイズはイネの半分であっても、ずば抜けて複雑なことができるのは、地球最先端の「生物種の集合体」だからです。まさに「あなたの体は9割が細菌」なのです。

癌ウイルス、インフルエンザウイルスＡ・Ｂ、サイトメガロウイルス、ヘルペスウイルスが、癌発生の引き金に

遺伝子を傷つける外因の第一が、癌ウイルスであることは、いまや常識ですが、癌ウイルスだと同定される前から、私は癌細胞には発癌遺伝子Oncogene C-fos ad2が存在していることを学んでいました。

さらに、インフルエンザウイルスＡとＢが存在することも突きとめていました。私たちの身の周りにいつでもいるインフルエンザウイルスが、癌遺伝子を傷つけ、活性化させ、癌発生の引き金になっているのではないかと推察したのです。

サイトメガロウイルスも癌発生の引き金になるようです。サイトメガロウイルス自体は、どこにでも存在するありふれたウイルスです。正常な免疫機能を持っている人だと、サイトメガロウイルスに感染しても、風邪をひいた程度の症状でおさまってしまいます。

しかし、妊婦がサイトメガロウイルスに初めて感染すると、おなかの中の赤ちゃんに影響が及ぶことがあります。

ステロイドを長期間使用しているとき、骨髄移植をおこなったときなども、サイトメガロウイルスには注意しなければなりません。

サイトメガロウイルスはヘルペスウイルスの仲間であり、ヘルペスウイルスも癌発生の引き金になります。

トラコーマの原因細菌クラミデア・トラコマーテスが癌発生の引き金になり、不妊症にも関与している

細菌も癌遺伝子を傷つけ、癌発生の引き金になります。

抗生物質の開発により、人類は細菌を征服したかのように思っていましたが、征服されたはずの細菌が薬剤耐性を獲得し、抗生物質では死なない細菌となり、生き延びたものもいたのです。

癌遺伝子を傷つける細菌というと、まずはクラミデア・トラコマーテスです。手術や内視鏡で採取した癌の組織片を調べると、発癌遺伝子Oncogene C-fos ad2と共に、クラミデア・トラコマーテスがほぼ百パーセント近く存在していました。クラミデア・

トラコマーテスは、癌発生に密接に関係していると思われます。

クラミデア・トラコマーテスは、トラコーマの原因細菌です。トラコーマは、クラミデア・トラコマーテスが目に感染して発症する感染症で、全世界における失明の主要原因のひとつです。しかし、近年トラコーマの発症例は極端に少なく、日本では治療経験のある眼科医はとても少ないといえます。

そのクラミデア・トラコマーテスが、眼病ではなく性病の原因菌として脚光を浴びるようになったのですが、じつは、癌、頭痛、神経痛、アレルギー性鼻炎、心身症、糖尿病など、身体全体の病気の原因菌にもなっていることがわかってきました。

身体全体の病気の原因菌であるのに、内科、眼科、耳鼻科、泌尿器科などで別々に治療しているため、クラミデア・トラコマーテスは、なかなか退治するに至らず、いまも癌発生の引き金を引き続けているようです。

また、クラミデア・トラコマーテスは、不妊症にも関与しているようです（第１章で詳述いたしました）。

黄色ブドウ状球菌にも注意が必要です。黄色ブドウ状球菌は、日常的に存在している細菌で、毒性の弱い弱毒性菌です。

でも、そんな弱毒性の黄色ブドウ状球菌であっても、免役能力が低下しているときには感染してしまい、癌になってしまうこともあるのです。

次に、アルツハイマー病にウイルスが関与しているかもしれないという報告を紹介しましょう。舞台はアメリカのハーバード大学です。

ウイルスが認知症に関与

マサチューセッツ総合病院およびハーバード大学の神経科学者、ルドルフ・タンジ教授と、ロバート・モイア同大学医学部准教授は、アルツハイマー病のウイルス関与説を長年研究して来られました。アルツハイマー病は、アミロイドβが原因なのですが、そのアミロイドβはマッチ棒のようなもので、その棒に火がつくとまたたくまに燃え広がり、ニューロンを死滅させ、アルツハイマー病になるというのです。

そこにウイルスがどう関与しているかというと、マッチ棒（アミロイドβ）に火をつける役目だというのです。

そのため、アルツハイマー病の治療薬は、アミロイドβに作用する薬、タウ（※注）の線維の絡まりに作用する薬、神経の炎症に作用する薬、抗ウイルス薬になるかもしれないということです。

アミロイドβというタンパク質の塊が、アルツハイマー病特有の老人斑を形成することがわかっています。そのため、過剰なアミロイドβの塊を脳から取り除くことができれば、アルツハイマー病は改善されるということになります。

現時点では、アミロイドの蓄積を減らす薬はありますが、アルツハイマー病の進行を止めたり改善させたりできる薬はありません。それに、アミロイドがアルツハイマー病の原因のすべてであるともいえません。老人斑があるにもかかわらず、発症しない人もいるからです。

歯周病の原因菌が、認知症に関与しているという報告もあります。その報告を見る前に、認知症そのものについて、少し詳しくみてみましょう。

※注：タウ・タンパク質のこと。中枢神経系および末梢神経系の神経細胞（ニューロン）やグリア細胞に発現しているタンパク質で、タウ・タンパク質の異常は、アルツハイマー病などの神経変性疾患の原因となると考えられている。

認知症の現状

三大認知症

認知症には、大きく分けて次の3種類があります（三大認知症）。

- アルツハイマー型……脳細胞にアミロイドβなどが付着し、脳内の神経細胞が減少する。
- レビー小体型……脳の中にアルファ-シヌクレインという特殊なたんぱく質からなる「レビー小体」という円形の物質ができ、大脳皮質に広くあらわれると、もの忘れの症状が発生し、脳幹部分にあらわれると、ふるえ、歩きにくくなるなどの症状が発生する。

認知症の種類とその割合

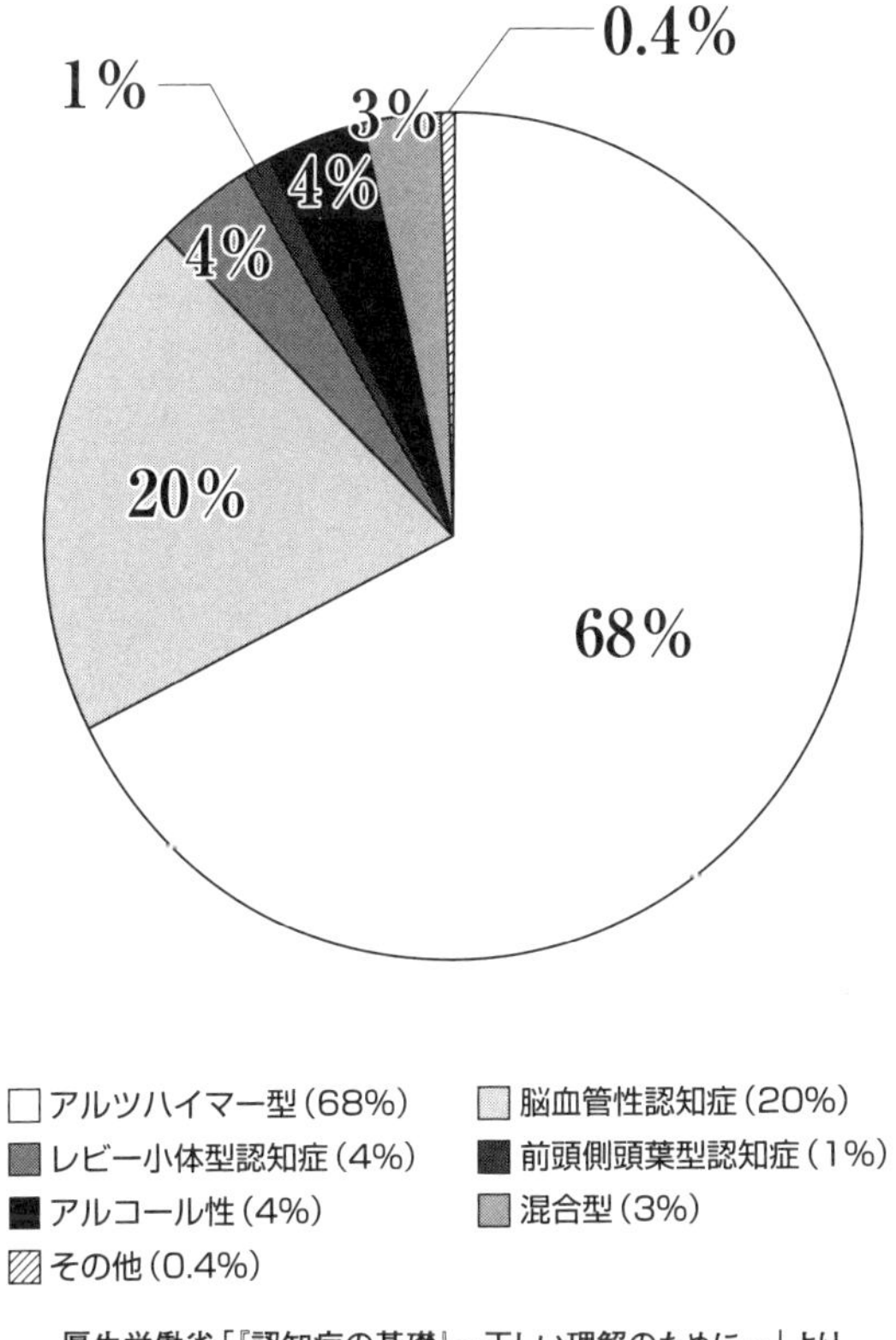

厚生労働省「『認知症の基礎』〜正しい理解のために〜」より

・脳血管性型………脳梗塞や脳出血によって神経細胞の一部が壊死する。

現在、国内の認知症患者のうち全体の約67・6%がアルツハイマー型認知症に該当します。患者数は百万人ほどと見られていて、65歳以上の十人に一人が発症している計算になります。

記憶障害、見当識障害などの中核症状

認知症の症状には、「中核症状」と「BPSD（行動・心理症状）」（かつては「周辺症状」と呼ばれていた）の二つがあります。

介護者が苦慮することが多いのはBPSDのほうです。

「中核症状」は、脳の神経細胞が壊れることによって起こる症状です。その症状を列挙すると、

記憶障害………直前に起きたことを忘れる

判断力の障害………問題解決能力の障害筋道を立てた思考ができなくなる

問題解決能力の障害……予想外のことに対処できなくなる
実行機能障害…………計画的にものごとを実行できなくなる
見当識障害……………「いつ・どこ」がわからなくなる
失行……………………身につけた動作を行う機能が低下
失認……………………五感を通じてまわりの状況を把握する機能が低下
失語……………………言葉が出ない、意味がわからない、ものの名前がわからない

周囲の人との関わりのなかで起きてくるＢＰＳＤ（行動・心理症状）

「ＢＰＳＤ（行動・心理症状）」は、周囲の人との関わりのなかで起きてくる症状です。中核症状に付随して起きます。中核症状は誰にでも起きますが、ＢＰＳＤ（行動・心理症状）は症状が出るとは限りません。しかし、症状が出たときには、介護者にとって大きな負担になることが多く、「認知症は怖い」というときのほとんどは、ＢＰＳＤ（行動・心理症状）です。

暴言、暴力
興奮、抑うつ
不眠、昼夜逆転、徘徊
幻覚、妄想、せん妄
もの取られ妄想、
失禁、弄便（ろうべん。排泄物をもてあそぶ行為）

これらはいずれもBPSDです。その人の置かれている環境や人間関係、性格などが絡み合って起きるので、症状の表れ方は人それぞれです。

複数の症状が重なっているかもしれない

認知症でまっさきに連想されるのは行方不明です。認知症が原因で行方がわからなくなるケースは、毎年増加していて、警察への届け出は年間1万5千人を超えています。しかし、認知症になると必ず徘徊したり行方不明になったりするわけではありません。

ただし、「記憶障害」により「外出した目的を忘れてしまった」、「見当識障害」で「自分がいまいる場所がわからなくなった」などが重なるということは、結構あります。

そのうえ、「理解・判断力の障害」によって「人に道を聞く」など適切な行動がとれなかったというように、複数の症状が重なることも多いようです。

「モノ取られ妄想」も同じです。根底にあるのは記憶障害ですが、それに「嫌な思いをさせられた」という気持ちが残っていて、それらがつながることにより、「財布を取られた」と思い込んでしまうのです。

耳が聞こえにくくなったことが、「モノ取られ妄想」につながってしまうこともあります。まわりの人が普通に話をしているのに、ヒソヒソ話をしているように思ってしまい、そこに「嫌な思いをさせられた」という気持ちがつながると、ヒソヒソと悪だくみしているように聞こえ、「財布を盗まれた」と思い込んでしまったりするわけです。

医師とよく相談をしてベストな漢方薬を見つけてください

ＢＰＳＤ（行動・心理症状）の治療については、抗精神病薬、抗ウツ薬、抗不安薬などの西洋薬が使用されてきました。抗精神病薬のなかには、身体の活動すべてを鈍らせてしまう作用が出てしまうものもあります。

それに対して、漢方薬は体質改善をはかり、困った症状を「抑えて」いきます。「日常生活動作を低下させる」こともありません。

たとえば、認知症によく使われる「抑肝散《よくかんさん》」は、神経の興奮状態を鎮めて、イライラを改善してくれます。

そのほか「釣藤散《ちょうとうさん》」「抑肝散加陳皮半夏《よくかんさんかちんぴはんげ》」「黄連解毒湯《おうれんげどくとう》」「当帰芍薬散《とうきしゃくやくさん》」なども、よく使われます。いずれも、認知症に伴う精神症状や種々の身体合併症の改善に効果を発揮しています。

どの漢方薬を使うかは、医師が患者さんの体質や症状をよく見て決めますが、実際に服用してみて効果があらわれないようであれば、違う種類の漢方薬に変えてもらうことができます。

西洋薬は、一つの症状に対して、同じような作用が期待できる薬が数種類あり、症状の重さや合併症の「ある／なし」などによって、服用する薬が処方されます。

漢方薬は、それよりもさらに、服用する薬が人によって大きく異なることになります。認知症といっても、患者さんの体質は千差万別であるので、症状の違いとともに、それぞれの体質にあった薬が処方されます。

漢方薬による治療を選択されたならば、医師とよく相談をし、ベストな処方を見つけてください。

認知症は、私にとって大きな課題のひとつです

認知症は、ご本人もたいへんですが、ご家族もたいへんです。いろいろとやってみたけれども、どうにも手に負えないし、ご近所にもご迷惑をかけていて……それやこれやで、家族の方がウツになっておられたりもします。

どうしようもないからと、施設に入ってもらったのはいいのですが、親不孝なことをしたという自責の念を払拭できずに、こちらはこちらでドーンと落ち込んでしまい、

体調を崩しがちだとか……。

ほかにも、筆舌に尽くしがたい壮絶なできごとがあったりして、お話を伺うにつけ、なんとしてでも治してあげたいという気持ちになります。

当院に来られたアルツハイマー病の患者さんのなかには、漢方薬がピッタリ合った患者さんが何人もおられます。漢方薬がピッタリ合うと、みるみる元気になられます。一目見ただけでもわかるくらいに、そのひとの印象、かもしだすムードも変わります。意識がはっきりしていることもわかるようになります。

それと同時に、付き添ってこられた家族の方が、アルツハイマー病の患者さんの変化よりもさらに大きく、見違えるほど元気になられます。

認知症の治療方法は、世界でもまだ確立されていません。認知症は、私にとって今後とも大きな課題のひとつです。

歯周病の原因細菌も認知症に関与しているのか

歯周病は細菌による感染症のひとつ

私たちの歯にこびりつく歯垢（プラーク）は、わずか1㎎中に10億もの細菌がすみついている細菌のかたまりです。その細菌の中に、むし歯や歯周病の原因菌がいるのです。

歯肉炎を引き起こす細菌は、アクチノマイセス・ビスコーサス菌、アクチノマイセス・ネスランディ菌などです。

歯周炎は、ポルフィロモナス・ジンジバリス菌（成人性歯周炎）、プレボテーラ・インターメディア菌（若年性歯周炎）などです。これらは、いずれも空気を嫌う菌（嫌気性菌）です。そのため、空気のない歯周ポケットの中にひそんでいます。

歯周病は、細菌感染症なのです。

歯周炎の原因細菌フィロモナス・ジンジバリス菌が、アルツハイマー病患者の脳内で確認された

アルツハイマー病は、アミロイドβが脳内に過剰に蓄積されることによって発症するものですが、そのアミロイドβは、脳内ではなく別のところでつくられて、血液循環によって脳内に入り込んで蓄積されるということがわかってきました。

さらに、緑内障、加齢黄斑変性、糖尿病網膜症など、加齢に伴う眼疾患とアルツハイマー病発症リスクとの間に関連があるとの研究結果も明らかになってきています。

その後、口腔内の細菌とアルツハイマー病とのつながりを示す研究結果が発表されました。

米ルイビル大学のヤン・ポテンパ博士らの研究チームは、2019年1月23日、オープンアクセスジャーナル「サイエンス・アドバンシーズ」において、「慢性歯周炎の原因細菌であるポルフィロモナス・ジンジバリス菌が、アルツハイマー病患者の脳内で確認された」との研究論文を公開しました。

その論文を読むと、脳内には、ポルフィロモナス・ジンジバリス菌のほか、ポルフ

ィロモナス・ジンジバリス菌が産生する毒性プロテアーゼ「ジンジパイン」も確認されていて、アルツハイマー病と関連のある「タウ・タンパク質」や「ユビキチン」との相関も認められています。

さらに、この研究チームでは、マウスの口内にポルフィロモナス・ジンジバリス菌を感染させ、その６週間後に、脳内にポルフィロモナス・ジンジバリス菌を確認しています。このとき、脳内のアミロイドβも著しく増加していたそうです。

これらの研究結果について、ポテンパ博士は、「ポルフィロモナス・ジンジバリス菌とアルツハイマー病の病因とのつながりを示すものだ」と評価する一方、「因果関係を裏付ける証拠としては十分でなく、今後、さらなる研究が必要だ」とも述べています。

さらに、この研究では、「ジンジパイン」を阻害する分子標的療法によって、ポルフィロモナス・ジンジバリス菌の脳内での感染を抑制することによって、「アミロイドβ」の産生を妨げることができることも示しています。

分子標的療法とは、癌細胞で傷ついた遺伝子からつくられる、癌細胞の増殖する異常な性質の原因となっているタンパク質を攻撃する物質や抗体を、体の外から薬（分子標的薬）として投与することによって、正常細胞を傷つけないように癌を治療する方法です。

歯周炎の原因菌を阻害することで、「アミロイドβ」の産生を妨げ、神経炎症を抑制し、海馬の神経細胞を守る、といった新しい治療法への道をひらく第一歩として期待が寄せられています。

とても大切な口腔内の免疫力

歯科用合金は、携帯電話の電磁波で簡単に溶けてしまう

歯を治すときに使われる合金を、「歯科用合金」といいます。歯科用合金には、次のようなものがあります。いずれも金属材料が使用されています。

インレー、アマルガム……悪い部分を取り除いた孔へ詰める

歯にかぶせる…………クラウン
入れ歯を隣の歯と結ぶ……クラスプ
入れ歯の床の材料
歯を矯正するときに使用するもの

人の噛む力は数十キログラムに達し、繰り返しすり合わされるので、歯科用合金には強さが必要です。しかも、微妙な形が容易にできなければなりません。

そのうえ、使用中に寸法が変化してはなりません。口のなかで長時間唾液に接しても、溶けたり変質したりしてはいけません。

最後に、人体に害を与えることがあってはなりません。

そのような観点に基づいて歯科用合金は選択されていますが、残念ながら携帯電話の電磁波で簡単に溶けてしまうことがわかっています。電磁波によって溶けると、寸法が変化し、人体に害を与えることになります。その結果、免疫力が落ちます。

また、寸法が変化すると、噛みあわせが悪くなります。噛み合わせが悪くなると、肩こり、気うつ、頭痛、腰痛、歯ぎしり、食いしばり、不安・イライラ、歯周病、めまい、顎関節症などを引き起こします。

よく噛んで食べる

とにかく、よく噛んで食べる――シンプルですが、これをしっかり守っている人は、病気になりにくい人です。病気になっても、治りやすい人です。

よく噛んで食べることには、ダイエット効果もあります。よく噛んで食べることで、脳が刺激され、満腹中枢が働きやすくなります。

「お腹がいっぱい」と言いますが、そのように感じるのは、視床下部の腹内側（視床下部腹内側核）の満腹中枢が、「満腹だ！」との指令を出しているからです。過食症というのは、満腹中枢が壊れてしまっていて、満腹の指令が出ないために、「いくらでも食べられる」「いくら食べても満腹にならない」と、食べ続けてしまうことを言います。

満腹中枢が健全に機能すると、大食にならず、消化吸収も良くなります。そのため、便秘になることはありません。もともと便秘だった人は、便秘が改善され、痩せていきます。

私は過去１００キロ近くあり、加えて外科医でしたから、早食いでした。血の滴る牛肉が大好物で、日本全国から海外まで、講演に出掛けては、その土地の一番美味しい物を食べることが楽しみでした。ですから、太る一方でした。

当然、大腸癌になってしまいました。それを、自分で漢方薬を処方して治してからは、よく噛んで食べることを心がけています。30回は噛んでいるのではないでしょうか。

よく噛むと唾液もたくさん出ます。唾液は消化と吸収を助けるほかに、パロチンという若返りホルモンも入っています。

口腔内の清潔を保つ

歯が歯周病になってしまうと、噛みたくても噛めなくなります。インプラントをしていた方は、外すことにもなりかねません。大変な時間と費用がかかります。糖尿病や糖尿病予備軍の人は、歯周病になりやすいといえます。

また、妊娠中の女性も、妊娠中に出るホルモンの影響で口腔内の特定の菌が増え、歯周病になりやすいと言われています。

丁寧に歯を磨き、うがいを心がけ、虫歯は必ず治療し、歯石などのメンテナンスをしっかりと行いましょう。

私は以前より、患者さんに口腔内の免疫力が身体の免疫力につながることを伝えてきています。拙著にも詳しく書いています。

治療に際しても、患者さんの食生活の好き嫌いを丹念に聞き、病気が治りやすい人の食生活スタイルになるように、食事の見直しを提案しています。そのことにより、治療成績が向上しています。

余談になりますが、私も歯科医院で抜歯をしたことがあります。そのときには鍼を持参し、麻酔なしで3本抜歯しました。鍼は西洋医の麻酔よりもはるかに効き目がよく、副作用がありません。危険もありません。

しかし、その歯科医院では、鍼を持参して麻酔なしで歯を抜いたのは、私が最初で最後だったそうです。

毒を消す食べ物

毒消しにはパセリが有効

あまりにも危険な食品があふれている時代です。気をつけていても、知らずに有害成分を含む食品を口にしているかもしれません。

そこで、食物に含まれている有害成分（ダイオキシン、食品添加物、農薬、防腐剤、重金属、抗生物質、合わないと判定された薬）の毒消しには、パセリが有効です。有害成分を吸着して体外に出す効果があるからです。

パセリは鉄分もビタミンＣも多く、炒めてもその力は落ちません。ただし、農薬が付いている場合があるので、よく洗ってから食べてください。

重金属を体外に排出する力のある漢方薬もありますが、使用法を間違うと危険なので、ここでは省きます。

「刺身のつま」はとても大切

日本では、冷蔵庫のない時代にも魚介類を美味しくいただいていましたが、江戸時代に刊行された『本朝食鑑』という食材事典には、大根おろしが「魚肉の毒を解する」と書かれています。

焼き魚には、大根おろしが付き物ですが、江戸時代からはじまった日本人の習慣なのでしょうか。

「刺身のつま」も大根ですが、こちらは細長く切ったものです。しかし、江戸時代の江戸っ子は、刺身にも大根おろしを添えていたといわれています。ということは、大根おろしは、どうやら毒消しとして使われていたようです。

大根には、ジアスターゼという酵素が含まれています。ジアスターゼには、消化吸収をサポートする作用があるので、胃もたれしなくなることは確かです。

「刺身のつま」にするとよいものには、大根のほかに以下のようなものがあります。

ワカメ……ビタミンやミネラルが豊富で、胃腸を整える作用があります。

イギス……コレステロール、中性脂肪、血糖値を低下させる作用のあるフコイダンが含まれています。

ミョウガ……高血圧の予防効果のあるカリウムが含まれています。

浜防風《はまぼうふう》……海岸に面した砂地に分布するセリ科の多年草です。漢方薬にも使われていて、発汗、解熱、鎮痛作用があり、婦人病、糖尿病にもいいと言われています。

大葉……抗酸化作用、解毒作用があります。

人参……抗癌作用、感染予防効果があります。

菊の花……殺菌作用、抗菌作用があります。

キュウリ……ビタミンC、高血圧の予防効果のあるカリウムが含まれています。

「刺身のつま」ではありませんが、刺身に欠かせない「わさび」には、殺菌作用、抗菌作用があります。

カツオなどと一緒に出される「しょうが」は、体を温め、免疫を高めてくれます。

そのため、漢方薬にも、健康食品にも使われています。

酢、醤油、味噌は、発酵食品なので、毒消しの効果があります。

カロテノイドの抗酸化作用が生活習慣病すべてに予防効果を発揮する

果物・野菜などに多く含まれる天然色素成分で、これまでにおよそ6百種類のカロテノイドが単離同定（混合物から不純物質を分離させ、物質が何であるかを明らかにすること）されています。

カロテノイドのなかで、炭素と水素のみでできているものはカロテン類、それ以外のものを含むものはキサントフィル類に分類されます。

人は普段の食生活において、さまざまな食品からカロテノイドを摂取していますが、このうち人が摂取して、血中に存在する主要なカロテノイドとしては、次のようなものがあります。

リコペン……ミニトマト、スイカ、グレープフルーツ、トマト、柿などに含まれています。

β-カロテン……しそ、モロヘイヤ、にんじん、パセリ、バジルなどに含まれています。

ルテイン……ケール、ほうれん草、ブロッコリー、レタス、グリンピースなどに含まれています。

ゼアキサンチン……ほうれん草、レバー、卵黄、とうもろこし、ブロッコリーなどに含まれています。

クリプトキサンチン……みかん、ポンカン、はっさく、柿、パパイアなどに含まれています。

カロテノイドは、体内でビタミンA作用物質に変換されるプロビタミンAとしての作用がよく知られていました。

近年、生理機能に関する研究が大きく進展し、カロテノイドに大きな抗酸化作用のあることが明らかになってきました。

抗酸化作用があるということは、メタボリックシンドローム、生活習慣病すべてに予防効果があるということです。癌に対しても、予防効果があります。

第3章　病気にならない生活習慣

田子病院のころから「難病」の治療にも成功していた

漢方薬による癌治療

私の父は内科医だったので、私は「大人になったら外科医になって、自分の腕で患者さんを治したい」と思い、念願かなって外科医になりました。自分で言うのもなんですが、腕はそれなりにしっかりしていたので、手術で失敗するということはほとんどありませんでしたが、癌については転移して再発する患者さんがあまりにも多いことに愕然としました。

拡大根治手術や抗癌剤、民間療法のサルノコシカケや丸山ワクチンなども、患者の家族の要望により使用したのですが、当時マスコミで紹介されていたような効果はありませんでした。

そんなとき、研修医時代に腕の皮膚のかぶれを漢方薬で治療したことを思い出し、「癌に対しても効果があるのではないか」と閃きました。

それが、私と漢方との出会いでした。

癌の治療に漢方薬を加えたところ、大きな効果があり、癌学会で発表しました。そうしたところ、「漢方薬ブーム」のようなものが巻き起こり、テレビや雑誌でたくさん取り上げられました。

田子病院の院長のころから「難病」の治療にも成功していた

「漢方薬ブーム」のようなものが巻き起こったのは、青森県の町立田子《たっこ》病院の院長のころでした。それ以前に、副院長として勤務していた赤字の病院を、小児喘息の子供たちを鍼治療で次から次へと治して黒字にしました（新聞参照）。

「これで医療体制万全」

町立田子病院　横内新院長が着任

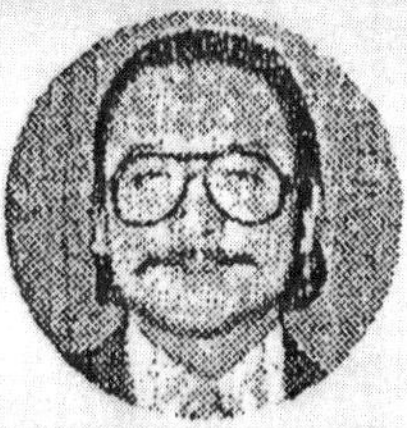

新院長の横内正典氏

三戸郡田子町立田子病院に新院長が着任、四日から診療を行っており、「これでピシッとした医療体制ができた」と町民らをホッとさせている。

同病院では、関田正知前院長がことし一月末で退職以来、院長が不在で、その間佐藤柳郎副院長、小原正和医師が〝フル回転〟で診療を続けてきたが、町立病院としての本来の診療に大きな支障をきたしていた。

新院長は、外科専門の横内正典氏(三九)＝弘大医学部卒＝。木造町成人病センター副院長からの転任。外科でもガン系統が専門で、このほかハリや漢方により小児ゼンソクを完全治癒させた実績も持つ。今月一日付の着任で、既に四日から同病院で患者の治療に精力的に取り組んでいる。

九月には、同町で渡部町長ら町の主だった人たち約五十人が集まり歓迎会を開いた。席上、同町長が「東洋医学に関しても学識豊富な先生です。町民の健康維持のため多大な力を発揮してくれるものと期待しています」とあいさつ。これに対し横内院長は、「みなさんの健康を守れる立派な病院にしたい」と抱負を述べた。

なお、佐藤副院長が健康などの理由で九月三十日付で退職したため、小原医師が副院長に昇格した。

田子病院院長着任時の新聞記事

そこで、もっと赤字だった町立田子病院も、あの先生なら黒字にできるのではないかと、院長に引っ張られたのです。院長といっても、医師は3人しかいませんでしたが、ここでも漢方薬を導入し、漢方粥まで作りました。

そうしたところ、それがテレビで放映されたこともあり、全国から患者さんが押し寄せるようになりました。当時、マスコミには癌患者さんの治療に漢方薬を加えたところだけがクローズアップされましたが、それ以外にも、いわゆる「難病」の治療に大きな成功を収めていました。

そのこともあって、患者さんがどんどん増えたのですが、なにしろ場所が青森県田子町です。なかにはヘリコプターをチャーターしてやってくる患者さんもおられましたが、ほとんどの患者さんは汽車で来られます。病気の患者さんが、夜行列車を乗り継いで来られたりもするので、気が気ではありません。「もう少し近くで、アクセスのよい東京で」という声もたくさんいただき、東京での開業を決意しました。

各個人の被曝対策がもっと重要になってくる

ＣＴによる肺癌検診は、死亡率減少効果の有無を判断する証拠が不十分

癌もそうですが、難病の多くも、漢方で少しずつ良くなると、長年の持病などもよくなっていきます。

なぜかというと、癌や難病に蝕まれている患者さんは、精神的なストレスでウツになったり、食欲不振になったり、マイナス思考になったりします。そのことにより、難病がさらに悪化するのです。

漢方で身体が温まり、免疫力、抵抗力が高まると、癌や難病の活動が弱まることは、今では画像で手にとるように見ることができます（次ページ写真参照）。

以前は、癌は早期発見、早期治療が最善であるとされてきましたが、最近では「胸部ＣＴによる肺癌検診は死亡率減少効果の有無を判断する証拠が不十分であるため、集団を対象とした対策型検診としては勧められない」という主張もずいぶん聞かれる

脳出血（右側頭部）

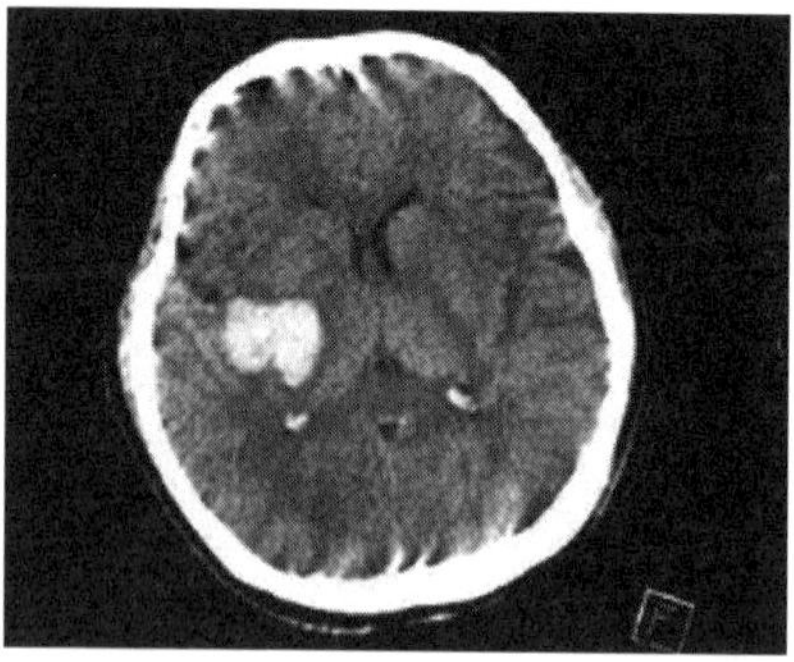

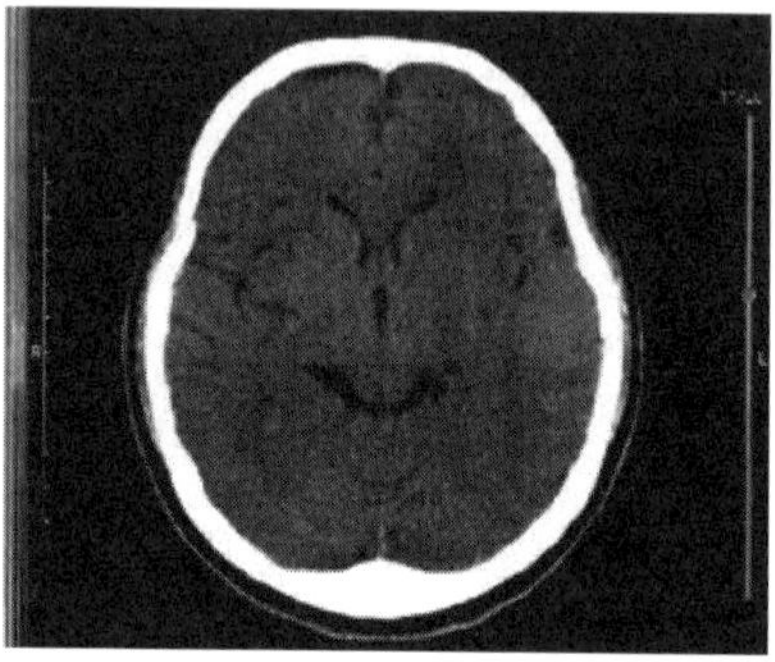

43歳女性

2016年１月、左手の麻痺がおこり倒れ、救急搬送で病院へ。急性期治療を受けましたが、麻痺が残ると担当医に言われてしまったそうです。

５日後から漢方治療に取り組み、３月末の時点で下の写真まで回復しました。担当した医者たちも奇跡と言っているそうで、ご本人も元気に過ごされています。

ようになりました。

たしかに、検診と死亡率低下には、はっきりとした因果関係はありません。それだけなら、検診の死亡率低下への貢献度はゼロということになります。しかし、実際にはマイナスなのです。肺のＣＴ検査には、放射線による被爆リスクが懸念されるからです。

血液検査の腫瘍マーカーも気をつけた方がいいでしょう。患者さん来院されるときは、腫瘍マーカー値も持参されるのですが、私はその患者さんに対して、けっして怯えないように元気づけます。マーカーよりも自分自身の体調の方にフォーカスした方が良いからです。

エックス線被曝については、ようやく患者保護の考えが広がってきた

エックス線被曝は、以前から大きな問題になっていたのですが、そのための環境改善については、医師や医療従事者が行政に先行されました。「被曝の機会が多いから」というのが、その理由です。

患者さんは、なんらかの病気を患っているから病院に来ているわけで、免疫力も体力も落ちています。

近年になって、ようやく患者保護の考えが広がってきましたが、ここに来るまで、ずいぶん長い年月を要しました。

電磁波被曝対策、電磁波除去対策を行ってください

最先端の医療機器は、じつに便利な機器ですが、電磁波被曝という大きな問題を抱えています。

超音波検査は技術的に素晴らしいのですが、やはり電磁波被曝という欠点があります。

科学技術の粋を集めた医療用核磁気共鳴ＣＴ（ＭＲＩ）は、超伝導の非常に強い磁石を使っているので、時間的に変動しない静磁場（定常磁場）を発生させます。

静磁場は、人体にどのような害があるかは、まだ明らかになっていません。しかし、人間の細胞に大きな変化をもたらすことはわかっています。

現在のＭＲＩでは、被検者は2テスラ前後の高磁場に曝露されますが、ＭＲＩの精度は今後ますます向上し、そのことによってさらに強い磁場に暴露されることになります。

磁気浮上式鉄道列車（超伝導リニア）が、２０２７年、中央新幹線として東京―名古屋間を結びます。磁気浮上式鉄道列車の客室内磁場は、20ミリテスラ以下になるようにシールドされているといわれていますが、多くの人がこれまで以上に磁場に暴露されることになります。

核融合用超電導磁石、超電導電力貯蔵装置なども、いずれ実用化されることになり、私たちは普通に生活していてもこれまで以上に高磁場に暴露されることになります。高磁場の暴露が人体にもたらす影響の研究を急ぐとともに、現代に生きる個々人が、できるだけ高磁場に暴露されないようにしていく必要があります。

医療現場では、熱心で丁寧な医師ほど、患者に放射線被曝、電磁波被曝を浴びせるという結果になっていることは、残念ながら事実のようです。

癌の治療を行うはずの病院で、検査や治療を通して癌発生と大きく関係する被曝を与えているのも確かです。

患者さん自身が、癌への不安から過剰な検査や治療を望んでしまうケースもあります。病院の検査機器は危険性が高いので、本当に必要な検査以外は受けないでください（新聞記事参照）。

子どもが転んで軽く頭を打ったくらいで、ＣＴ検査を強く要望する親もいますが、ほとんどの場合、必要ありません。

電磁波被曝対策、電磁波除去は、常に心がける必要があります。病院での検査だからと、気を抜くことなく、電磁波被曝対策、電磁波除去対策をしっかり行ってください。

放射線治療は、通り道の血管・細胞にも放射線が照射される

放射線治療とは、癌に放射線を照射して、癌細胞を破壊する治療法です。この治療法は、癌だけを直接照射すると錯覚している人が多いのですが、まったく違います。

放射線を体表部分から体内にある癌に向かって照射するのですから、通り道にある血

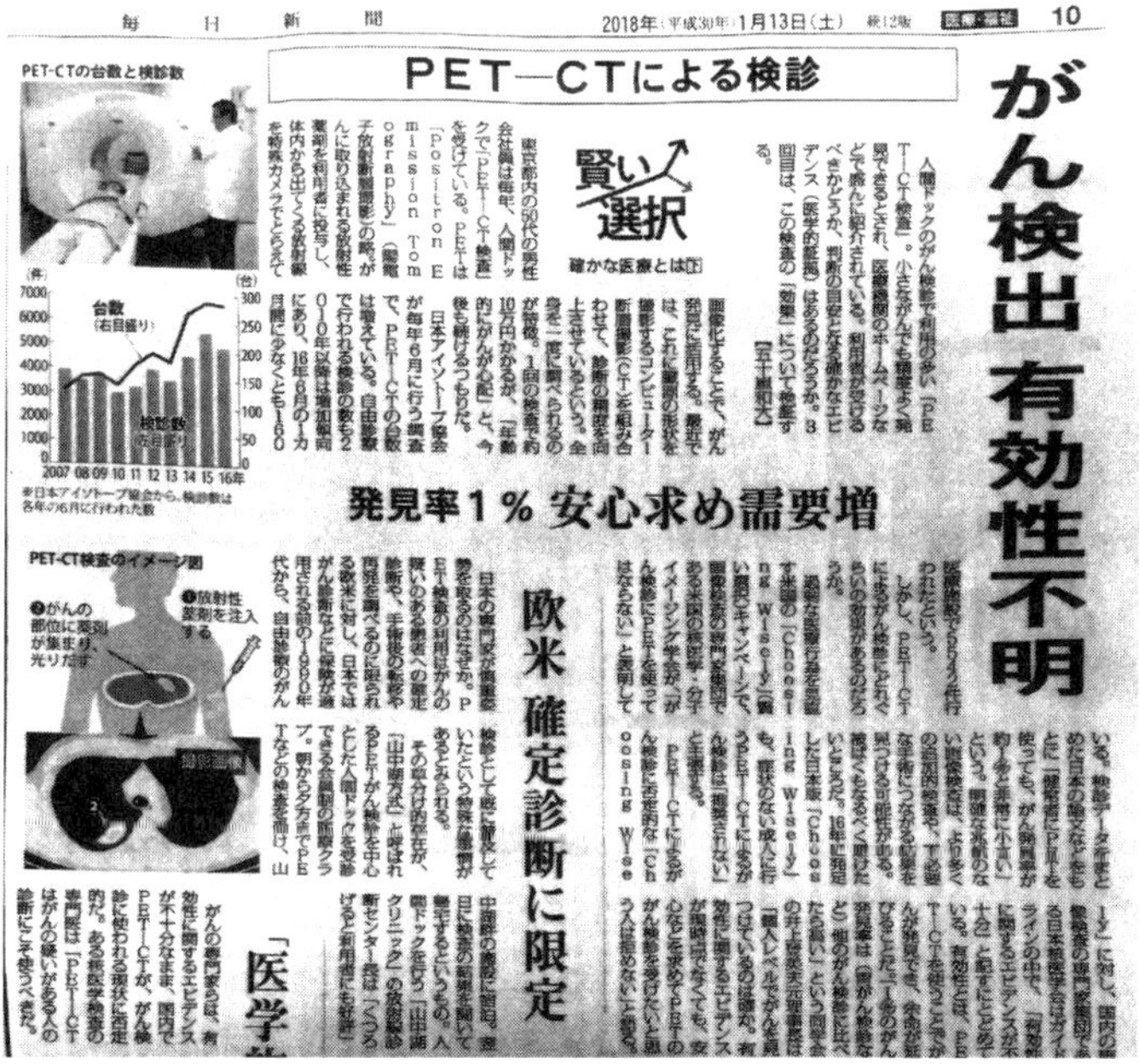
毎日新聞
2018年（平成30年）1月13日（土）
10
PET－CTによる検診
がん検出 有効性不明
賢い選択
確かな医療とは㊦
人間ドックのがん検診で利用の多い「PET－CT検査」。小さながんでも精度よく発見できるとされ、医療機関のホームページなどで盛んに紹介されている。利用者が受けるべきかどうか、判断の目安となる確かなエビデンス（医学的証拠）はあるのだろうか。3回目は、この検査の「効果」について検証する。【五十嵐和大】
東京都内の50代の男性会社員は毎年、人間ドックで「PET－CT検査」を受けている。PETは「Positron Emission Tomography」（陽電子放射断層撮影）の略。がんに取り込まれる放射性薬剤を利用者に投与し、体内から出てくる放射線を特殊カメラでとらえて画像化することで、がん発見に活用する。最近では、これに臓器の形状を撮影するコンピューター断層撮影（CT）を組み合わせて、診断の精度を向上させているという。全身を一度に調べられるのが特徴。1回の検査で約10万円かかるが、「年齢的にがんが心配」と、今後も続けるつもりだ。
日本アイソトープ協会が毎年6月に行う調査で、PET－CTの台数は増えている。自由診療で行われる検診の数も2010年以降は増加傾向にあり、16年6月の1カ月間に少なくとも160
発見率1％ 安心求め需要増
欧米 確定診断に限定
「医学
PET-CTの台数と検診数
台数（右目盛り）
検診数（左目盛り）
※日本アイソトープ協会から。検診数は各年の6月に行われた数
PET-CT検査のイメージ図
①放射性薬剤を注入する
②がんの部位に薬剤が集まり、光りだす

安心のための過剰な検査について伝える新聞記事

管・細胞にも、当然照射されます。

さらに、放射線は癌を照射して、背骨側に抜けるので、その道筋にある血管・細胞にも損傷を与えます。

ただし、人間の身体は、急速にこの損傷を補う機能を持っています。この機能があるために、創傷（皮膚などに生じた傷）や外科手術による切開も治るのです。

とはいえ、それはあくまで健康体の人の場合です。癌で体力が衰えているところへ、放射線で追い打ちをかけ、身体を傷めつければ、免疫力はひどく低下します。一歩間違えば、放射線によって損傷を受けた血管や細胞が正常にもどる前に、ウイルスや細菌に侵され、転移や再発の温床になるかもしれません。

放射線治療は最小量にとどめるべき

最近では、放射線の種類や照射方法を、癌の部位によって少しずつ変える研究もされています。照射機器や技術の進歩によって、照射する角度をコンピューターで計算し、背骨の部分を確実に避ける方法も開発されました。

　また、重粒子線が発見され、この照射なら癌の部分でストップさせることができ、背中のほうには抜けない治療ができることもわかってきました。

　重粒子線癌治療は、炭素イオンを加速器で光速の約70％まで加速し、癌病巣に狙いを絞って照射する放射線治療法です。

　従来の放射線治療で使用されるエックス線やガンマ線は、癌病巣に対して体外から照射すると、体の表面近くで放射線量が最大となり、それ以降は次第に減少していき、体の深いところにある癌病巣に十分なダメージを与えることができませんでした。

　重粒子線および陽子線は、体の表面では放射線量は弱く、癌病巣において放射線量がピークになる特性があります。そのため、癌病巣をピンポイントで狙いうちすることができ、癌病巣に十分ダメージを与え、正常細胞へのダメージを最小限に抑えることが可能です。

　しかし、完全に安全が確保されたわけではありません。重粒子線であろうとも、今のところ、放射線が体内にある正常な組織を飛び越えて、癌だけを直撃するといった治療はできません。

放射線治療というと、近代医学の最先端の技術と思い込みがちですが、実はかなり野蛮な治療法です。たとえ放射線治療における日本一の病院で治療しても、放射線治療の欠陥は解消できません。

癌の骨転移などがあって痛みがひどいという患者さんには、放射線治療が効果をあげる場合もありますから、すべての放射線治療を否定するわけではありませんが、放射線治療は最小量にとどめるべきです。

今の医師の過剰治療

医薬の情報開示不足、「病気治療=服薬」と考えている患者さんが多いこと

最近、患者さんからよく聞くのは、医者の過剰診断で余計に悪くなる人がいるという現実です。

２０１９年に、インフルエンザの治療薬ゾフルーザが、１回飲むだけで治るということで、多くの患者さんがゾフルーザを服用するようになり、ブームのようになりま

した。

ゾフルーザを服用した患者さんのなかに、下痢や血便、鼻血などを訴える人が出てきて、厚生労働省は急遽「出血」の副作用を明記するよう指示したそうです。

真面目で、勤勉で、努力家のお医者さんは、患者さんのためになればと、「１回飲むだけで治りますよ」と、ゾフルーザを奨めました。

それに対して、真面目で努力家ではありますが、それほど勤勉ではない私は、「インフルエンザは風邪と同じで、安静が特効薬」

と、考えます。

しっかり栄養を摂り、十分に睡眠をとれば、自然に治るとも考え、患者さんにもそう伝えます。

いろんな薬を処方しないほうがいいとも考えます。医師が処方した薬が原因で、病気が悪化していることが結構多いからです。

そのことを、「薬害」といいます。

薬害という言葉は，かつては薬による農作物への被害をさしていました。そして、医薬品による人体への被害は、「薬禍《やっか》」と呼ばれていました。

それが、1960年代の催眠薬サリドマイドによる胎児奇形の発生、整腸薬キノホルムによるスモンの発生により、大きく揺らぎました。

1990年代になると、抗ウイルス剤ソリブジンによる死亡事故など、医薬品による被害が続出しました。

その原因として、医薬品に対する情報不足、情報開示不足、「病気の治療＝薬を飲むこと」と考えている患者さんが多いことなどが指摘されました。

そうして、そのような社会現象も含めて「薬害」という言葉が使われるようになったのです。

検査も処方された医薬品も過剰ではありませんか

私のクリニックには、病院で処方された薬を何年も服用したけれども、いっこうに改善しないという患者さんが、よく来られます。というより、大半の患者さんが、そのような患者さんです。

なかでも、とくに糖尿病、高血圧、逆流性食道炎、動脈硬化、ウツなどの患者さんは、病院に行ったあとの方が、病院に行く前よりも悪くなっているケースがほとんどです。

病院のお医者さんが一生懸命に患者さんを治そうとしていることについては、疑う余地はありません。しかし、その熱心さ、丁寧さが、どうやら裏目に出ているようなのです。医師の過剰治療により、患者さんは、さらに体調を悪化させているようなのです。

体調が悪化した患者さんは、そのことを主治医に訴えます。それを聞いた主治医は、なんとかしなければならないと、まずは先端医療器具を駆使して検査をします。それが、過剰治療をさらに過剰にしていることになるわけですが、お医者さんに悪意はありません。

主治医は、検査結果を踏まえて、少しでも症状が軽くなるように、効きそうな薬を処方します（それが数種類になることもあります）。それもまた過剰治療となり、その過剰治療により患者さんの症状はさらに悪化して……文字どおり、悪循環になります。

病気にならない食生活

生活習慣病になったときには、薬を服用して症状を改善することも大切ですが、生活習慣を改善することの方がもっと大切です。生活習慣が原因で病気になったのだから、生活習慣を改善すれば、病気になる原因を減らし、なくすことさえできるわけです。

そこで、生活習慣のなかの食生活にしぼって考えてみましょう。これは、「病気にならない食生活」ということになります。

①体に合わない水

現在、日本の家庭で使われている水道水は、質がよくなっています。それに対して、日本各地の名水の汚染が進んでいます。

名水だからといって、安心して口にするべきではありません。

外国のミネラルウオーターのなかには、日本人の身体に合わないものもあるので注意してください。

②肉、および乳製品

牛肉、牛乳、および乳製品は、乳癌や大腸癌の原因となります。

癌患者の患部を調べてみると、癌ウイルスとともにほぼ百パーセント発見されるのが、クラミデア・トラコマーテスです。

ウイルスや細菌は「牛肉、牛乳、乳製品」が大好物です。牛肉、乳製品を食べ、牛乳を飲むということは、体内のウイルスや細菌に餌を与えていることにほかなりません。

病気になっているのに、そのようなことをやっていては、病気が治るわけがありません。

③玄米食・健康食品

玄米には、身体を冷やすフノーチン酸という成分が含まれています。毎日食べると、身体の「冷え」により免疫力が弱まり、病気と闘うことができなくなってしまいます。無農薬でつくられた玄米でも、患者さんに合うことはほとんどありません。健康食品も、安全なものだけ摂取してください。

当院では、患者さんが摂っている健康食品が、その人に合うかどうかを全てチェックしています。

④ハムやソーセージと魚介類はいっしょに食べない

発色効果を上げるために、ほとんどのハムやソーセージなどには、亜硝酸ナトリウムが使われています。

亜硝酸ナトリウムが、魚介類に含まれるジメチルアミンと結合すると、発癌物質であるジメチルソアミンが形成されます。

ハムやソーセージと魚介類を一緒に食べないようにしましょう。

⑤旬の野菜を食べ、輸入柑橘類を避ける

促成栽培でつくられるハウス野菜には、早く収穫するために硝酸態窒素を含む肥料が大量に使われます。

硝酸態窒素が蛋白質のアミノ酸と結びつくと、ニトロソアミンを発生させます。ニトロソアミンは発癌物質です。

旬の野菜を食べるようにしましょう。旬の野菜には、硝酸態窒素を含む肥料は使われていないはずです。

輸入柑橘類のレモン、オレンジ、グレープフルーツには、皮だけでなく果肉にも防カビ剤が残留しています。

農薬の問題はあるものの、国内産なら輸入の際に散布される防カビ剤の心配がありません。

⑥癌患者は禁煙・禁酒

タバコを吸いながら癌を治した患者さんはいません。同居しているご家族も禁煙し

てください。

飲酒も癌患者にとっては自殺行為です。アルコールは癌の成長のガソリンになります。

東洋医学「瘀血《おけつ》」＝血行障害・ウッ血
西洋医学「動脈硬化」「脳梗塞・心筋梗塞」

中医学、漢方では、血行障害、ウッ血を「瘀血《おけつ》」と呼び、血の流れ（血流）を重視しますが、近年の西洋医学も、血流を基本に成人病、生活習慣病、メタボリックシンドロームなどを考察しているようです。

動脈硬化は、中高年になってから起こるものではありません

血流と密接不可分なのが「動脈硬化」ですが、動脈の変化は、中高年になってから起こるものではありません。ゼロ歳の時点で動脈に「硬化」の初期病変がみられ、10歳前後から急に進み、30歳ごろになると完成された「動脈硬化」が現れるようになります。

生活習慣が欧米化したことにともなって、狭心症や心筋梗塞といった虚血性心疾患が増えてきました。虚血性心疾患の原因のほとんどは、動脈硬化です。脳梗塞、脳出血など、脳血管疾患の原因のほとんども動脈硬化です。

心臓の血管が詰まると心筋梗塞、脳の血管が詰まると脳梗塞

動脈、静脈は、ともに「内膜」「中膜」「外膜」の３つの層から成っています。血液と接しているのが「内膜」で、その表面は血液から必要な成分だけを取り込むフィルターの役目をしている「内皮細胞」に覆われています。

「動脈硬化」は、もともと病理学で使う呼び方で、病名ではありません。病理学では、動脈硬化を３つのタイプに分けていますが、一般に動脈硬化といえば「粥《かゆ》状動脈硬化」を指します。

加齢にともない、「内膜」の中にたまったコレステロールを中心とする脂肪沈着が「脂肪斑」となり、血管の内側に向かって盛り上がってきます。そのため、血管内が狭くなり、スムーズな流れだった血流と内膜の間にストレスが生じるようになります。

そのことにより、「内膜」を覆っている「内皮細胞」が壊れ、血栓（血の塊）ができます。その血栓により心臓の血管が詰まると心筋梗塞、脳の血管が詰まると脳梗塞になるわけです。

動脈硬化の三大危険因子＋3

動脈硬化の危険因子は、次の７つです。

①高血圧
②脂質異常症
③喫煙
④肥満
⑤糖尿病
⑥ストレス
⑦男性であること
⑧齢をとること

このうち、⑦と⑧は、危険因子ではありますが、どうすることもできないものです。
①から③までが、「動脈硬化の三大危険因子」と呼ばれています。
「肥満」「糖尿病」も危険因子ではありますが、「動脈硬化の三大危険因子」ほどには危険ではないとされています。

①高血圧は最強の「サイレント・キラー（沈黙の殺し屋）」

動脈硬化が進みやすい血圧は「収縮期血圧が１４０㎜Hg以上、拡張期血圧が90㎜Hg以上の場合」です。

収縮期血圧も、拡張期血圧も、同じように動脈硬化に影響を与えます。

高血圧は最強の「サイレント・キラー（沈黙の殺し屋）」です。

②脂質異常症

血液中の脂肪分のうち、総コレステロール、ＬＤＬ（悪玉）コレステロール、高ト

日本人の死亡原因

※厚生労働省による
平成27年度人口動態
統計より

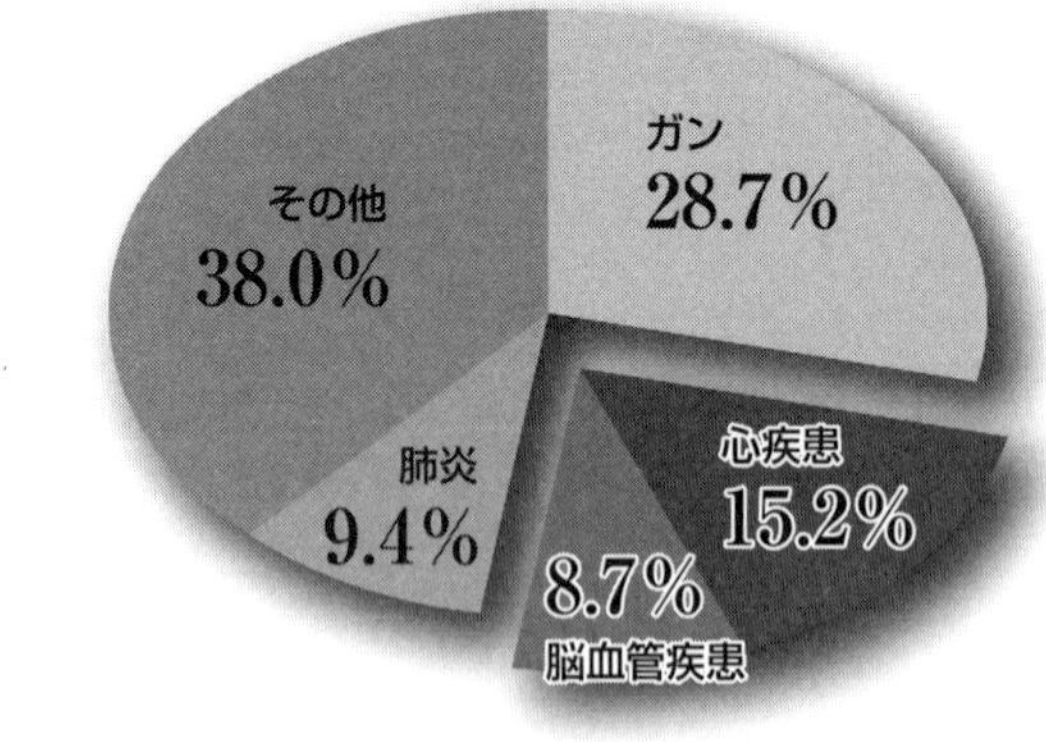

血行障害は日本人の死亡原因の上位を占める

リグリセライド（中性脂肪）血症、Ｌｐ（ａ）、レムナントなどが増えると動脈硬化が促進されます。

ＨＤＬ（善玉）コレステロールが減っても、動脈硬化が促進されます。

③喫煙

喫煙は、癌、肺、消化器などの病気、狭心症、心筋梗塞、脳梗塞、閉塞性動脈硬化症の発症を強力に促します。

そのうえ、総コレステロール値、ＬＤＬ（悪玉）コレステロール値を高め、ＨＤＬ（善玉）コレステロール値を下げます。

さらに、血が固まりやすくなり、血管が収縮しやすい状態になります。
そばにいて、たばこの煙を吸わされる「受動喫煙者」にも健康被害を与えます。

④肥満

肥満した人は血液中の脂肪が過剰になりやすく、高血圧、高尿酸血症、糖尿病などを合併しやすくなります。

⑤糖尿病

糖尿病の発症には、遺伝的な素因のほかに、過食、運動不足、飲酒などの生活習慣が大きく影響します。

また、糖尿病になると、高血圧、高トリグリセライド血症、低ＨＤＬ血症などがしばしば起こるようになります。

危険因子は相互に密接関係している

動脈硬化の5つの危険因子を見ていくなかで、危険因子は相互に密接関係していることに気づかれたと思います。

ということは、危険因子が増えれば急速にリスクが高まり、危険因子が一つでも減れば急速にリスクが下がるということです。

そうして、動脈硬化そのものが危険因子でなくなれば、成人病、生活習慣病、メタボリックシンドロームのすべての疾患のリスクが急速に低下するということです。

危険因子は相互に密接関係している、という考え方は、じつはもともと東洋医学の考え方でした。そういった意味で、ようやく西洋医学も東洋医学的に疾患を捉え始めたということでしょうか。

高血圧を防ぐ最強レシピ〜黒酢・生姜・蜂蜜

では、ここで、高血圧を防ぐ話題の最強レシピをご紹介しましょう。

私は、講演をすると血圧が220くらいに上がってしまいます。普段もやや高めですから、野菜スープに、毎日大さじ一杯、このレシピでつくったものを入れて飲んでいましたら、徐々に血圧が下がり、安定してきました。

じつは、このレシピは患者さんから教えていただいたものです。

実際に私が試してみて非常に効果があったものですから、高血圧の患者さんにはつくり方のレシピを差し上げていました。すると、血圧が下がって安定した患者さんが何人もいらしたので、とても良い方法だと思っています。

後で気がついたのですが、これはインターネットにも出ていました。

①生姜（１００g）を皮つきのまま薄くスライスして、みじん切りにします。
②空きビンに、生姜、黒酢（１００cc）、蜂蜜を入れて軽く混ぜます。このとき、蜂蜜はお好みの量で結構ですが、入れ過ぎないように。
③その状態で、ひと晩寝かせます。
④１日につき大さじ山盛りいっぱいを、サラダや茹でた野菜にかけてお召し上がりください。

第4章 東洋醫学と西洋医学、両方のよいところを使いましょう

漢方薬、気功、電磁波の遮断により、患者が自分で自分を治す

東洋醫学では、病気を治すのは患者さん自身です。医師は治す方法を教え、手助けする存在です。

西洋医学では医師が治療方法を決め、医師が主体となって治療を行います。患者さんや家族は、積極的に治療に参加する場面は少なくなります。結局は、病院まかせになります。

当院では、治療の中心は患者さんです。患者さん中心の治療を行い、積極的に生きる希望を持ってもらうようにしています。

多くの患者さんは、癌になったという事実に対して、「なんで私が……」という疑

問をぬぐえないまま、来院します。

その患者さんに、「なぜ自分が癌になったのか」に気づいてもらいます。原因を探って、突きとめ、原因をひとつずつ取り除いていくための対策を立てます。

すると、来院する前には、

「横内先生を頼れば、何かいい薬を出してくれるだろう」

と思っていた患者さんが、

「なんだ、病気を治すのは自分だったのだ！」

と気づきます。

自分からがんばってみようという気持ちになります。

それが治療の第一歩です。

それから、ふだんの食生活をはじめとする生活習慣の改善、漢方薬、気功による治療、電磁波の遮断を行います。

漢方薬の服用は、患者さんの身体が本来持っている抵抗力を強化し、病巣を治療するためです。

その効果をさらに高めるのが、気功、電磁波の遮断です。

厚生労働省が保険診療として認めている漢方薬は、一つか二つ

私は、医師免許を取得したさいに青森県で健康保険医として登録しており、現在でも健康保険を使った治療をすることができます。

しかし、この医院を開業したさいには、自由診療を選択しました。健康保険制度だと、細かい規則にがんじがらめに縛られ、自由な診療ができないからです。

保険診療では、私の癌治療の中心である漢方薬を思うように使えません。厚生労働省は、多くの漢方薬を保険の対象として認めるようになったものの、「抗癌漢方薬」は、対象として認めていません。そのため、抗癌漢方薬は保険が効きません。

それに、重症の癌患者さんは、一種類の漢方薬ではなかなか治りません。少なくとも癌を叩く漢方薬に加え、ウイルス、細菌などを叩く漢方薬、免疫力をアップさせる漢方薬が必要であり、結果、3、4種類の漢方薬を処方することになります。

しかし、そうした場合、厚生労働省が保険診療として認めている漢方薬は、一つか

二つです。三つ以上使えば「過剰診療」と見なされてしまうのです。

薬を多めに処方するから、患者さんが取捨選択して服用するようになる

私は、これまでに何度も保険制度の改善を訴えてきましたが、受け入れてもらえませんでした。

歯科医の場合は、保険診療をしながら自由診療も許されています。すべての診療科目で「保険診療をしながらの自由診療」が許されるようになったならば、漢方に意欲的な医師が活躍し始めるに違いありません。

ちなみに、西洋医学の病院は保険診療なので、患者は出されるだけの薬をいったん受け取り、自分の判断で取捨選択して服用しているということが案外多いのではないでしょうか。

そのようなことがあったとしても、医師には知る術がありません。「念のために出しておきますね」と、多めに薬を出すので、そのようなことにもなるわけです。

私が処方する漢方薬は、その人のその病気のステージには、どうしても必要だと判断し、すべてパワーテストで検査をした漢方薬ですから、無駄がありません。服用したものが全部確実に病巣部に届き、治療効果をあげるのです。

ですから、患者さんが自分勝手に飲まなかったり、量を加減したりすると、治るものも治らなくなります。それを防ぐために、漢方薬の包みを1日分（3袋）ずつ切り離して渡しています。これは、飲み忘れを防ぐことにもなります。

いちばん苦しいときの薬と根治が見えてきたときの薬が違う

患者さんは、体質も病気のレベルもそれぞれ異なり、千差万別です。

漢方醫学では、腫瘍を局所的なものでなく、全身的偏向が局部に現れた症状と診ます。

さらに、患者さんは、体質も病気のレベルもそれぞれ異なり、千差万別であることを前提とし、患者さんの体質、その日の体調を診て、そのときの病気のレベル、症状に合った漢方薬を処方します。

AさんとBさんが同じ病気であっても、体質が違えば、漢方薬の種類は違ってきます。

また、同じ病気であっても、その病気の進行具合が違うと、処方する漢方薬も違ってきます。癌でいうと、ステージ1、ステージ2、ステージ3、ステージ4、それぞれの病気のレベルで、処方する漢方薬が変わるのです。

患者さんの側からすると、いちばん苦しく、辛いときの薬、その薬をのんで少しよくなったときの薬、さらによくなったときの薬、根治が見えてきたときの薬が、それぞれ違うということになります。

漢方醫学は、病気には個々の原因を取り除きます

「漢方薬は生薬だから副作用はない」と思っている人もいるようですが、とんでもありません。大きな誤解です。

漢方薬は、正しく使わなければ、毒になる危険性があります。素人や経験の浅い医師が、自分の判断で選んではなりません。

私の場合は、長年漢方薬による治療を続けてきたので、臨床例がとても豊富です。

病気の種類も、これまで癌ばかりがクローズアップされる傾向にありましたが、実際には手に負えないとされている難病を始め、多くの病気を治してきました。

その上で、従来の漢方薬を決定する方法は、日本漢方であれ、中医弁証学であれ、あまり役に立たないとわかったので、現在はパワーテストで決定しています。

ちなみに、西洋医学の基礎は「統計学」であり、治療方法や薬の処方には「統計処理」の結果を採用しています。

一定の確率で効果のあった抗癌剤を、癌患者に対する転移予防のために一律に投与する、といった治療です。

ですから、風邪にかかって、病院やクリニックに行くと、個人の体質に関係なく、みんな同じ薬が出されます。

漢方醫学は「病気には個々の原因があり、その原因を取り除かなければ治らない」と考えます。身体の抵抗力を強化し、原因に対して攻撃を加える「攻補兼施《こうほけんし》」が原則です。

西洋医学は、症状を改善させることに重きを置いていて、症状を改善させることが得意です。しかし、病気の原因を取り除くことについては、軽視しているといわざるを得ません。

癌に効く「抗癌漢方薬」は百種類ほどある

免疫力を高める漢方薬は、西洋医学においてもその効力が認められています。

一方、癌の働きを抑える・叩く漢方薬は、「抗癌漢方薬」です。

「癌に効く漢方は存在しない」などと主張する医師もいますが、それは勉強不足です。

中国には、抗癌漢方薬は約百種類もあります。

西洋医学で治らないと宣告された末期癌患者の癌の進行がとまり、体力が回復するのは、漢方薬によって癌遺伝子が正常に修復されるからです。

現在、約6百種類の漢方薬を使用

現在、当院で使っている漢方薬は、約６百種類ほどです。

漢方薬はお米と同じで、一等級、二等級、三等級があります。一等級が一番よく効きますので、当院の薬はすべて中国から一等級をとり寄せています。

漢方薬の種類は煎じ薬とエキス剤で、これを患者さんの症状や体質に合わせて、きめ細かく処方していきます。

煎じ薬は、患者さんご自身か、ご家族が煎じなければなりません。

一番煎じだけでなく、二番煎じも飲むようにお願いする場合があります。

煎じ薬が2種類になることもあります。それも毎回種類が同じではありません。

煎じ薬は、本来、味は苦く、飲みにくいものですが、当院の場合、パワーテストでご本人にぴったり合ったものを処方しているためか、飲みやすくて甘いと感じる患者さんもいるようです。

ちなみに、漢方薬が1種類の場合でも、一番煎じで1日分が400ccくらいになります。

エキス剤も、西洋医学の糖衣錠に比べると飲みにくいはずです。

これを毎日飲み続けるには、「病気に負けない」という患者さんの強い意志が必要です。また、家族ぐるみで病気と闘う覚悟を持ってもらわなければなりません。

癌治療に対する漢方の考え方が、まだ社会全体に浸透していないため、患者さんもご家族も、それまでかかっていた西洋医学の病院とのやりとりにおいて、ご苦労される場面もあります。

でも、最初は不安を隠せなかった患者さんも、こちらが漢方の効果を力説すれば、真剣になります。手間がかかる漢方薬も、工夫して日常生活の一部に組み込み、欠かさずに飲み続けてくださる方が多く見られます。

奥さんが癌患者の場合、旦那さんがまめに漢方薬を煎じて飲ませることにより、愛情が伝わって快復した、というケースも珍しくありません。

繰り返しますが、煎じたカスをお風呂に入れると漢方風呂になります。お粥に入れると漢方粥になります。鉢植えの肥料にもうってつけです。漢方薬には、ムダがありません。

体力が衰えて、入院せざるを得なくなる患者さんもいます。そうなると、自宅で煎じて、毎日入院先に届けるわけですから、ご家族はたいへんです。それでも、みなさん病人への愛情と当院への信頼を支えにがんばっておられます。

病気を治す食生活

東洋醫学でいう医食同源とは、病気の治療も普段の食事も、ともに人間の生命を養い健康を維持するためのもので、その源は同じであるとする考え方です。よく知られた言葉ですが、その起源については、あまりはっきりしていないようです。

中国には古来、薬と食の原料は同じで、自然の植物、動物、鉱産物も、同じ材料でも配合、加工方法、使い方によって効果効能が変わるという考え方があります。

たとえば、茶葉は、新鮮なまま、乾燥、半発酵、全発酵など、加工方法によって質も効果も変わります。調理のしかたしだいでは食用にもなります。

真珠は、美しい装飾品になるのはもちろんですが、粉にすると精神を安定させる薬効があります。

スッポンは、料理として供される一方で、他の漢方と混ぜて疲労回復、強精、美容増進のために摂取されることもあります。

次のような言葉もあります。

食は「生命維持に必要」
薬は「やむことを得ざる時のこと」

食は生命維持に必要で、薬はやむをえないときに飲むもので、食の役割を強化する補助的な手段であるということでしょう。

人は、毎日飲食しないことはなく、常に欲を自制しなければ、度をすぎて病気になります。

薬も、「念のために」と処方されたものまで服用していると、毒になる場合があります。

使用しない時はコンセントをプラグから抜いておきましょう

一般的に病気との関連が想起できる生活習慣としては、食習慣、運動習慣、喫煙、飲酒などが挙げられます。

それらの悪習慣によって生じる病気には、肥満、糖尿病、高脂血症、気管支炎、癌、アルコール性疾患、不眠症などがあり、それらは今後ますます増えていくことが予想されます。

現代は、ほとんどのものが機械化され、電磁波だらけの環境のなかで暮らしています。生活環境のなかで増え続ける電磁波を、少しでもカットすることで、睡眠障害を防ぐことができます。

とくに女性は、電子レンジや掃除機など、使用しない時はコンセントをプラグから抜いておきましょう。

妊娠中の女性は、なるべく電磁波を避けないとお腹の赤ちゃんにも影響することがあります。実際に、私は電磁波障害の赤ちゃんを治療しています。

東洋醫学と西洋医学の融合

東洋醫学と西洋医学の融合を

私は、けっして西洋医学をすべて否定しているわけではありません。手術環境の進歩によって、患者さんの肉体的なストレスは大きく軽減されていますから、癌が発見された場合、「患者さんに負担のない手術で癌細胞をとる」という西洋医学の方針には賛成です。

さらに、社会生活を続けながら治療を進める方針の私のクリニックには、入院施設がありません。しかし、末期癌の患者さんの場合、癌の活動が停止していても免疫力が衰えているので、ウイルスや細菌が入り込んだりして、食事がとれない場合があります。

そのようなときには、病院に入院して、西洋医学の点滴や高カロリー輸液に頼るのが良いと考え、患者さんにもそのように勧めています。漢方醫学には、栄養をとる方法はありません。

西洋医学の素晴らしいところはしっかりと活かしながら、ただし抗癌剤投与や過剰な放射線被曝のない治療をめざすことを、私は提言しています。

手術後には、セカンドオピニオンとして、漢方醫学がとくに力を発揮します。

日本の漢方醫学を正すためにも、西洋医学の医師の理解と協力が必要

漢方醫学は、江戸時代までは日本における医療の中心でした。それに対して西洋医学は、1858（安政5）年、「お玉ケ池種痘所」が開所されたときに始まります。その後、めまぐるしい制度や名称の変遷を経て、1877（明治10）年、ドイツ医学を導入して東京大学医学部へと発展しました。

明治維新以後、日本中が西洋文明の受け入れに熱中すると、この風潮は西洋医学にも追い風となりました。1883（明治16）年に医師免許規制ができ、西洋医学の教育を受けた者だけが医師資格を得ることになりました。

そこから、日本の医療は西洋医学を中心に発達しました。

他方、漢方醫学はそのような世の中の流れに逆らえず、勢いをなくしていきました。日本古来の伝統文化は、文明開化を境に制度として見捨てられ、以来、民間伝承として細々と引き継がれてきました。

最近、漢方醫学が見直され、アメリカやヨーロッパでも関心を持たれ始めています。日本でも、まだまだ間違った認識は多いものの、漢方のよさは理解されつつあります。

とはいっても、制度が整っていないため、日本の漢方醫学界は、玉石混清です。儲け主義で商売に励んでいるケースも見受けられます。

日本の漢方醫学を正すためにも、西洋医学の医師たちの理解と協力が必要です。

手術単独の生存率が、手術後に抗癌剤投与の生存率を上回った

国立がんセンター中央病院の笹子氏が、外科医長時代に、がんセンターで手術を受けた胃癌患者を追跡した結果を報告し、大きな話題になったことがありました。

胃進行癌（T２）での5年生存率が、次のような結果だったのです。

手術単独…………………86％
手術後に抗癌剤投与………75％

リンパ節転移のある患者の生存率も、手術単独の生存率のほうが抗癌剤投与患者よりも15％以上高かった！

また、胃癌が直接ほかの臓器に浸潤しているグループの生存率も、以下のとおりでした。

手術単独……………………39%
手術後に抗癌剤投与………27%

「抗癌剤を投与された患者のほうが長生きできない」という事実は、手術後に当然のように経口抗癌剤を投与していた日本の医師に大きな衝撃を与えました。

私は外科医時代、1993年6月までは、癌予防になると信じて、経口抗癌剤を使用していました。しかし、パワーテストをすべての癌患者に施行した結果、患者に合う抗癌剤はほとんどないとわかり、投与を中止しました。

その結果、患者は食欲不振、全身倦怠感などの抗癌剤による副作用から解放され、全身状態が改善しました。

抗癌剤は、二次性発癌のリスクを２倍も高めている

二次性発癌についても、多くの研究がなされてきました。

１９９５年２月24日、横浜市で開催された日本消化器外科学会で、大阪大学医学部の藤本二郎先生が、次のような報告をされました。

「胃癌手術後に抗癌剤を投与された患者が、将来（５年以上経て）肝臓癌、肺癌、白血病などの二次性発癌を起こす率が、抗癌剤を使わなかったグループの２倍も高かった」

これは、抗癌剤投与は延命に逆効果であるばかりか、二次性発癌のリスクを２倍も高めているということです。

東洋醫学と西洋医学は融合すべきです

重要なことなので、再度繰り返しますが、私はけっして西洋医学を否定するものではありません。

しかし、右に述べたように、癌の摘出手術後に抗癌剤を投与された患者さんよりも、

手術後に抗癌剤を投与されなかった患者さん（手術単独）の方が、５年生存率が高かったのは紛れもない事実です。

その後、新しい抗癌剤が続々と登場しましたが、「癌の摘出手術後に抗癌剤を投与された患者さん」のほうが、「癌の摘出手術後に抗癌剤を投与されなかった患者さん」よりも、５年生存率が低いという現実は変わっていないはずです。

国立がんセンター中央病院の外科医長時代の臨床データをもとに、「癌の摘出手術後に抗癌剤を投与された患者さん」と、「癌の摘出手術後に抗癌剤を投与されなかった患者さん」の５年生存率を比較するというようなことは、その後になされていません。

小規模な比較は行われているかもしれません。

あるいは、国立がんセンター中央病院クラスの臨床データをもとに、比較がなされているかもしれませんが、研究発表はされていません。比較されたものがおおやけになっていません。

ですから、以降のデータを明示することはできないのですが、抗癌剤というものの本質は変わっていないので、いまも同じ結果になっているはずです。

二次性発癌についても同じです。

「胃癌手術後に抗癌剤を投与された患者は、抗癌剤を使わなかったグループの２倍も二次性発癌が多かった」は、基本のところは現在も変わっていないはずです。

ですから、癌治療においては、基本的には抗癌剤を使わないほうがいいわけです。

私自身、もとは外科医であり、外科による癌治療もずいぶん行ってきましたが、「癌治療においては、基本的に抗癌剤を使うべきではない」という結論に至ったのです。

それに、外科手術が成功しても、転移、再発がおびただしいということを、日々経験していました。そのため、外科医もやめてしまったわけです。

どうしても抗癌剤治療をおこなわなければならないときには、副作用を緩和する漢方薬を併用してください

患者さんのなかには、さまざまな理由で、どうしても癌の摘出手術をしなければならないということはあるでしょう。摘出手術をした後、癌の転移を防ぐために、抗癌

剤治療に移るというのは、残念ながら現在では一般的です。

外科手術後の抗癌剤治療は、スタンダードコースであり、患者さんが抵抗をしても、医師としては「良心に従って」断行してしまうというのが現状でしょう。

そのため、私は漢方薬の併用を訴えているのです。

抗癌剤には必ず副作用があります。それもかなり激しい副作用です。

その抗癌剤の副作用を、漢方薬で緩和させることができます。ですから、抗癌剤治療をするときには、漢方薬治療を併用してくださいと訴えています。

これは、漢方薬、東洋醫学の側からの「東洋醫学と西洋医学併用」への呼びかけです。

漢方薬を併用する西洋医の輩出を切に希望します

現在の日本の漢方醫学は、日本における西洋医学のように、厳密な管理も規制もありません。漢方醫学は正統な医学ですが、漢方醫学を修めたからといって、いまの日本では医師になることはできません。

そのことに大きく規定され、漢方醫学は逆に野放し状態に近いものになっています。

そのため、儲けるための商売として、漢方薬を扱っている人もいるようです。

抗癌剤を施している西洋医学の医師、日本の国家試験をパスした医師が、抗癌剤の副作用を緩和する漢方薬、抗癌剤の副作用をなくす漢方薬を処方することはできないでしょうか。癌の進行がそれほどではない患者さんに対しては、抗癌漢方薬を処方することはできないでしょうか。

当院に来院される癌の患者さんは、末期の方が多いのですが、それでもかなりの治療成績をあげることができています。初期の癌患者さんならば、治療成績は目覚ましいものになるはずです。

癌の摘出手術をするときには、体力をつけ、ストレスを跳ね返す漢方薬を処方できないでしょうか。

そのようなことをされる西洋医の先生が、日本全国に輩出することを、切に希望いたします。

患者さんの自然治癒力、体力、気力、薬と医師の援助、西洋医学・東洋醫学のよいところを組み合わせて治療を行う知性が必要

患者さんの側からいうならば、西洋医学のよいところと漢方醫学のよいところを、上手に組み合わせて、癌治療を行うということです。

漢方醫学好き、西洋医学嫌いという患者さんは、これまでにもおられましたが、割合に偏屈、頑固という方が多かったように思います。

そういう方は、何がなんでも西洋医学は嫌いということで、頭から西洋医学を嫌ってこられました。

対する西洋医学の医師は、「そんなわけのわからない嫌われ方をするのなら、ほかで診てもらってください」と、はっきりいわないまでも、そのようにしむけていたきらいがあります。

これでは、「東洋醫学と西洋医学の融合」どころか、まともな癌治療はできません。

患者さんは、ご自分の命がかかっているわけですから、よくご自分でお考えになって、「西洋医学のよいところ」と「東洋醫学、漢方醫学のよいところ」を、両方お使

いになればいいわけです。

病院によっては、「ほかの治療をしないでください」というところもありますが、それは自分の病院での治療を確かめ、治療成績を見るためです。患者さんはいわばモルモットにされているわけです。

ですから、そのような病院の言いなりにはならず、うまく対応してください。

これは、癌のみではなく、すべての病気に関していえることです。

とくに難病とされているもののなかには、漢方薬がよく効くものが多いのです（巻末特別付録参照）。

病気を治すのは患者さん自身です。

患者さんの自然治癒力、体力、気力を主力に、薬と医師の援助を得て、病気は根治するのです。

巻末特別付録

～症例別治療記録～

氏名：M・T（女性）	年齢：62	住所：市川市

病名：頸椎症性神経根症

【初　診】	H 7.11.30	・昨年末から右上腕シビレ、痛み。右肩のシビレ、痛み ・右親指と人差し指の麻痺 ・血圧160高め ・めまいと不安感
	H 7.12.14	指のシビレがなくなった。
	H 7.12.28	爪の伸びが早くなった。
	H 8.1.18	16日に寒い中歩いたら、右上肢痛と時々頭痛。
	H 8.2.1	痛みがなくなった。階段登れるようになった。
	H 8.2.22	右腕の痛みが消えた。
	H 8.3.14	膝が痛い。膝の痛み用の漢方にチェンジする。
	H 8.4.4	まだ膝が痛い。 ↓ ご連絡がなくなり、漢方を服用していません。
	H10.10.6	ご連絡あり。右手指のシビレ、朝こわばる＋両肩痛い。
	H10.10.27	右手力が入らない。シビレの為リンゴ切れない。腰と膝の痛みはなくなった。
	H10.11.20	最高に悪い。ボタンをとめられない。電車のつり革つかまれない。中指もしびれる。
	H11.12.25	指の力出てきた。雨戸を戸袋に入れられるようになった。
	H12.1.24	足が良くなった。
	H12.4.20	指輪できるようになった。足の裏の感覚戻った。
	H12.5.10	スムーズに歩けるようになった。
	H12.7.1	肩の痛みが全然なくなった。
	H12.9.18	元気になった。 薬卒業し、1年に1度のチェックのみになりました。

※以下全て、年齢は初診時のものです。

氏名：W・K（女性）	年齢：61	住所：宮城
病名：パーキンソン病		

【初　診】	H10.10.7	・H３年、耳の閉塞感とめまいがあったが自然に治った。 ・２～３年後、足を引きずるようになりMRIを撮った。 ・耳鼻科ではメニエール病ではないかとの診断。 ・H６～７年頃、手の震えがあり神経内科にてパーキンソン病と診断される。 ・足を引きずる。緊張するとさらに震える。 ・腰痛、下肢に力が入らず歩きにくい。
	H10.12.1	めまいが少し良くなった。 足はつる。
	H11.4.21	漢方を飲むと少し足に力が入るようになった。
	H12.11.21	変わりなく過ごしている。 元気になった。

氏名：A・M（男性）	年齢：57	住所：茨城

病名：めまい

【初　診】	H10.5.29	・6～7年前にめまいが4～5回続いた。 ・H10年4月上旬、会議中に軽いめまいと耳鳴りがあった。 ・左手が痺れ重い。
	H10.6.19	めまいと耳鳴り、良くなってきた。 食事中に見ている食べ物が動く感じがして、焦点が定まらない。
	H10.7.8	まだ違和感があるが、少し楽になってきた。
	H10.8.10	めまいがほとんどなくなった。
		焦点が合ってきた。めまいはほとんどない。
	H11.2.16	変わりない。 寝不足でも大丈夫になった。
		めまいは特に気にならなくなり、その後は足の冷えや手の痺れ、血圧など気になることがあれば通院。

氏名：W・N（女性）	年齢：72	住所：藤沢市
病名：ネフローゼ症候群、ウツ		

【初　診】	H10.12.4	・S44年、慢性腎炎になる。体重35kg。 ・H９年、立ちくらみ、めまい、動悸、眠気で50日入院。 ・ネフローゼ症候群と診断。
	H11.4	２週間前から散歩を始めた。 １日5300歩くらい歩いている。 ２年ぶりに食事も美味しく感じられるようになった。 やっと体重が37kgになった。 ふらつきはあるが吐き気はなくなった、眠れるようになった。
	H11.10	腎臓の値はまずまず。
	H12.12	血液検査は問題ない。 体重も40kgになった。
	H14.6	腎臓の方も変わらず。
	H15.3	雨の日以外は元気が出てきた。

氏名：M・R（女性）	年齢：49	住所：千葉
病名：不整脈、舌の不快感		

【初　診】	H11.2.3	・5年前から不整脈で動悸がするが、薬を飲む必要はないと言われた。 ・1年前、舌の左側が虫歯にあたり、歯の治療が終わっても舌に不快感が残って舌癌が心配。
	H11.2.26	舌の不快感はまだ少しあるが良くなってきた。 動悸は漢方を飲んで1週間で気にならなくなった。
	H11.5.26	全体的に身体が軽くなった。 寝ていても動悸がしなくなった。

氏名：M・Y（女性）	年齢：55	住所：富山
病名：全身性エリテマトーデス		

【初　診】	H11.5.13	・4年前に舌癌の手術をした。 ・S52年に全身性エリテマトーデスを発病。 ・プレドニン（ステロイド）を4錠服用している。
	H11.10.27	変わりない。 毎日6000歩歩いていて元気。 良く眠れるようになった。
		風邪を引いても漢方の注文があるようになり、気になることはすべて漢方で治したいと手紙が来た。 ステロイドが1錠になった。
	H15.5	舌癌が気になるので、癌の薬も欲しいと注文があった。
		その後も漢方を服用し、元気。現在はチェックのみで、風邪など気になるときのみ漢方を処方しています。

氏名：A・K（女性）	年齢：32	住所：神奈川
病名：肩こり、疲れ、冷え		

【初　診】	H11.7.27	・ぐっすり寝ても朝肩がこって疲れている。
	H11.8.31	肩こり良くなった！
	H11.10.19	疲れなくなった！
		TV番組のレギュラーになり仕事忙しかったが、少しずつ良くなり肩もこらない。
	H12.12.21	寒気感じなくなった！　朝起きた時、温かい。
		この後、ウォーキング等運動も取り入れて、冷え、肩こりもなく元気に過ごされています。

氏名：Y・T（男性）	年齢：21	住所：大阪
病名：ACTH 欠損症（指定難病）		

【初　診】H11.8.31	・ACTHとは副腎皮質刺激ホルモンのこと。 ・筋力低下、低血糖、体重減少等の症状、自己免疫機能の低下が見られる病気。 ・高校時代に風邪を引き、熱冷ましの薬を飲んで意識を3日間失ったことがある。 ・薬の副作用が怖いので、漢方をつかいたい。 ・体力がなく、疲れやすい。
	風邪を引きにくくなり、引いたとしても以前よりこじらせることがなくなった。 体力がつき、元気に過ごしている。

氏名：Y・R（男性）	年齢：51	住所：秋田
病名：びまん性強膜炎		

【初　診】	H11. 9 .25	・H10年1月8日朝、眼痛で目が覚めた。眼が真っ赤だった。 ・下を向くと圧迫された感じがして眼科へ受診し、びまん性強膜炎と診断される。 ・点眼とステロイド4錠で痛みは引いたが視力が悪くなった。
	H11.10.12	眼の赤みが引いた。
	H11.11.10	左圧迫感も無くなった。
	H11.11.24	お酒をたくさん飲んでしまい、結膜炎になった。 眼がゴロゴロする。 レーザーをすることになった。
		月一程度で定期的に来院
	H13. 7 .24	痛みもなく、視力も落ちることなく元気です。

氏名：Y・Y（女性）	年齢：24	住所：千葉
病名：クローン病		

【初　診】	H11.11.15	・17歳の頃3回もインフルエンザにかかり抗生剤を長く服用したら下痢が続き、発熱があり「肺炎」と診断され入院。 ・良くならず「不明熱」と病名が変わり薬物を使って治療した。 ・その後「クローン病」と分かった。
	H11.12.2	病院から出ているプレドニンが1錠に減った。 漢方を飲んでいたら便が黒っぽくなった。 プレドニンのせいで顔がむくみ、ニキビが気になる。
	H11.12.16	水のような便がまとまってきた。 お腹もゴロゴロしなくなった。
	H11.12.28	落ち着いてきた。腹痛もない。
	H12.3.32	プレドニンの服用をやめることが出来た。

氏名：Y・K	年齢：31	住所：奈良
病名：クローン病		

【初　診】	H13.1.10	・22歳時、下痢がひどく、何を食べても水便。 ・大阪日赤病院にてクローン病と診断された。 ・尼崎病院にて漢方の処方があり、1年続けたが効果がなかった。
	H13.2.27	下痢しなくなった。 閉塞感が取れてきた。
	H13.6.23	かなり良いが、ストレスを感じると下痢をしてしまう。
	H14.9.17	持病だったクローン病が良くなった。
		その後は、定期的なチェックのために来院されています。

氏名：K・H（男性）	年齢：37	住所：東京
病名：体調不良、頻尿、不眠症		

【初　診】	H25.1.7	・この１～２年間調子が悪い。 ・血圧が上がって体力低下した。 ・喉の調子も悪い。金属アレルギーがある。
	H25.2.6	大分良くなった。かなり元気。
	H25.3.19	かなり元気になった。良く眠れるようになった。その後ずっと元気で、少しダルイときなどに来院されています。

氏名：I・Y（女性）	年齢：52	住所：神奈川

病名：原因不明の体調不良（検査では異常なし）

【初　診】	H11.12.28	・体調が悪いので更年期と思い病院へ行った。 ・内科、外科、婦人科、整形外科ですべて検査したが異常なしと言われる。 ・しかし３回も貧血のような状態で倒れたり、日常生活に活気がなくなって、安定剤を処方してもらっているが、安定剤を止めたいと思っている。 ・10年前から皮膚にシミが出ている。 ・乳首が痛い感じがする。
	H12.1.29	漢方薬が飲みにくく感じるが、身体が軽くなった。
	H12.5.13	大分良い。 よく眠れる。 乳首の痛みはなくなった。
		その後はチェックのみで、風邪や気になる症状がある時のみ来院されています。

氏名：W・S（女性）	年齢：45	住所：イタリア
病名：バセドー病		

【初　診】	H12.8.11	・3年前にバセドー病と診断される。 ・ホルモン剤を服用している。 ・ホルモン剤の副作用により筋肉のバランス感覚がなくなってしまった。
	H12.8.31	身体が軽くなった。
	H12.12.11	結膜炎になり、病院へ行ったがすぐ治った。 声の調子が良くなり精神的にも安定した。 安心感を持って生活できるようになった。
	H13.2.5	血液検査でも問題なくなった。
	H13.7.31	お母さんの介護のため、疲労に効く漢方に変更。

氏名：M・K（男性）	年齢：29	住所：千葉
病名：肥大型心筋症		

【初　診】	H12.12.11	・18歳の時背中が痛く、重苦しかった。 ・上り坂がきつい。
	H13.1.18	寒くなったら膝痛ある。
	H13.2.27	周りが風邪引いても大丈夫。 動悸、息切れしない。
	H13.5.12	東大Dr.も調子が良くてびっくりしている。
	H13.6.19	絶好調。水泳している。
	H14.5.24	全く問題なく元気！ 現在は一年に一度のチェックのみ来院。

氏名：A・S（女性）	年齢：46	住所：板橋区

病名：骨髄異形成症候群、骨髄線維化、骨髄増殖性疾患

【初　診】	H14.4.9	・２月頃から歩くと喘息のようになる。喘鳴（ぜいぜい、ひゅうひゅう）。 ・３月には10m歩くだけで喘息のようになり、近医を受診した。 ・３月26日、大板橋病院にかかり、骨髄異形成症候群と診断された。 ・ヘモグロビンの数値が5.5と基準値を下回っていた。
	H14.5.10	５月５日～６日の２日間で400ml輸血をした。 腰痛は軽くなった。
	H14.6.14	輸血をすると顔面紅疹が出る。
	H14.7.13	輸血を月３回している。 輸血をすると顔に膿疱疹が出る。
	H14.8.20	２週間前から顔の膿疱疹が良くなり始めた。 体調がとても良くなった。
	H14.9.28	４ヶ月ぶりに生理が来た。 体調良い。

氏名：N・K（女性）	年齢：47	住所：東京
病名：喘息		

【初　診】	H14.5.28	・40歳を過ぎてから風邪を引きやすい。咳出る。 ・呼吸苦しく救急車で搬送されたことも。 ・フランスに4年、ハノイに2年いた。 ・帰国後は特にひどく、ステロイドを飲んでいる。 ・病院で余命10年と言われた。
	H14.9.10	大分良い。ステロイド減った。
	H14.10.15	風邪を引いても嘘のように治るのが早い。
		その後は咳が出てもすぐに治まり、元気に過ごされ、10年経過しても元気で通われています。

氏名：I・M（男性）	年齢：8	住所：神奈川
病名：扁桃肥大、慢性鼻炎、いびき		

【初　診】	H14.6.13	・生後すぐから睡眠中にいびきをかき、呼吸が不規則で苦しそう。 ・アデノイドが肥大している。
	H14.7.13	いびき良くなってきた。
	H15.3.22	鼻詰まっているが、いびきをかかなくなった。
	H15.5.24	鼻の調子も良く、体が強くなった。 夜いびきをかかずぐっすり眠れているので、朝すっきりと目を覚ますようになった。 現在は診察のみに来院。

氏名：I・K（男性）	年齢：47	住所：茨城
病名：B型肝炎		

【初　診】	H14.6.29	・15年前からB型肝炎。 ・疲れると下血し、腰が痛くなる。
	H14.7.24	下血しなくなった。
		その後も漢方薬を服用されています。 調子が良く、治らないと思っていたが漢方で治すことができると確信した、とのこと。 お腹が空くと具合悪くなっていたのがなくなり、お腹が凹んできた。

氏名：K・M（女性）	年齢：77	住所：茨城
病名：ひどいリュウマチ（歩行困難）、頻尿、減量、湿疹		

【初　診】	H14.11.22	・S23年にリュウマチを発症。 ・股関節痛、尿量が少なく下肢のむくみがあり、歩行が困難だった。
	H14.12.11	尿量が増加しむくみが改善され、皆に元気そうと言われるようになった。
	H15.2.19	鏡で見て自分でも元気になったと自覚している。
	H16.3.19	顔に湿疹が出て痒みがある。 ヘルペスウイルスに対する漢方薬が追加になった。
	H16.4.23	湿疹、痒み治まった。 体重が減り、歩く練習を始めた。
		歩く練習を続け、食事も美味しく食べている。
	H16.10.8	股関節の痛みが取れた。
		以後、食欲旺盛で元気に過ごし、周囲の人に気を入れまくっているとのこと。 H25年9月に心不全で他界したが、最期も苦しむことなく食事を美味しく召し上がっていたそうです。

氏名：M・O（男性）	年齢：55	住所：千葉
病名：脂漏性皮膚炎、手の強直		

【初　診】	H15.2.6	・3年前から脂漏性皮膚炎で頭と顔がカサカサし、フケが出る。
	H15.6.9	フケが減った。
	H15.8.26	脂漏性皮膚炎の症状が出なくなった。
	H15.12.9	寝不足だったり、朝5時に起きたり、疲れると皮膚がカサカサになる。
	H16.1.20	皮膚のカサカサは治まった。
	H16.2.25	調子良くなってきた。
	H19.8.1	6月中旬に電車のつり革につかまったら両肩が痛くなり、手が強直した。 手に力が入らなくなった。 抗生剤を6日間服用した。 リウマチ反応はない。
	H19.11.1	大分楽になったがものすごく疲れる。
	H19.11.30	ずーんとした重さは取れた。 手を握るとき最後まで握れない。
	H20.11.17	タオルを絞れるくらいまで手が回復した。
	H21.3.23	大分調子良い。 手の感覚がほぼ戻った。

氏名：T・H（女性）	年齢：42	住所：東京
病名：IgA 腎症の疑い、メニエール病		

【初　診】	H15.4.15	・尿蛋白の増加、IgA 腎症の疑いで通院。 →尿蛋白はH15.12.2にマイナスになった。
	H28.2.26	メニエール病のため、再来院。 H27.12.26の朝、耳鳴りと聴力が低下。突発性難聴。 H28.1.3悪化して病院へ。12日に点滴をして5日間ステロイド。 プレドニン5mgを10日間服用。
	H28.3.10	耳鳴り一日中ある。日によって左聴こえない。
	H28.4.8	まだ症状ある。
	H28.6.28	めまいがあり、耳鼻科へ。内耳に水が溜まっていると言われた。
	H28.7.26	めまい良くなった！　耳鳴りはまだある。
	H28.8.26	聴力良くなった！　耳鼻科のDrもこんなことは珍しいと。
	H31.2.25	たまに耳鳴りする日もあるが、ほとんど気にならなくなり元気に過ごしている。
		以降はチェックのみに来院。

氏名：S・A	年齢：69	住所：奈良
病名：副鼻腔炎（膿が出る）、メニエール病		

【初　診】	H19.6.29	・15年前よりメニエール病と耳鳴り。 ・10年前より副鼻腔炎で膿が出るようになった。 ・一度手術したが、また副鼻腔炎になった。もう手術したくない。
	H19.7.27	鼻から膿が出なくなってきた。まだ鼻水が出る。めまいもまだある。
	H19.8.20	鼻水が止まった。めまいが時々になってきた。
	H19.9.20	鼻水が完全に出なくなるが、鼻のムズムズ感はまだある。めまいも少しある。
	H19.10.25	鼻のムズムズ感がとれた。めまいも良くなっている。
		メニエール病も副鼻腔炎も完治したが、季節の変わり目になると鼻が心配になるということで受診され、漢方薬を服用しています。 風邪を引いたり、動悸がする時も受診され、漢方薬を処方しています。

氏名：K・T（女性）	年齢：71	住所：東京
病名：膝が曲がらない、腰痛、喘息、痩せたい		

【初　診】	H15.6.9	・64歳から膝が曲がらなくなった。 ・腰痛、喘息、蓄膿症、ご主人の看病疲れなどがある。
	H15.7.10	氣を入れると汗が出て、手足が暖かくなる。 体重2kg減った。
	H15.8.18	寝ている時に右下肢痛ある。
	H15.9.22	まだ右下肢痛ある。喘息はだいぶ良くなった。
	H15.12.4	動悸なくなり、膝が曲がるようになった。 正座が20分できるようになった。
		胃の調子が悪かったり風邪ひいたりしたが大丈夫。
	H17.5.23	足が軽くなり、富士山に登れた。（5合目から7合目まで）
		ずっと元気！
	H18.8.3	階段から落ちて救急車で運ばれ、入院した。
		めまいがするが体調は良い。
	H19.3.26	気になるところはなく、元気！
		それからずっと元気で4000歩歩いたり、腰痛も良くなって背中を伸ばせるようになった。

氏名：Y・N（女性）	年齢：41	住所：目黒区
病名：シックハウス症候群、自律神経失調症 携帯を使うと頭が痛くなる		

【初　診】	H16.2.20	・H12年４月に過呼吸症候群になり、４ヶ月続く。 ・鍼治療などで自律神経が狂いやすい状況と言われた。 ・H12～コーヒー、お茶、紅茶、チョコレートを食べるとめまい、頭が重くなる。 ・H15年４月、会社が新ビルに引越した。 ・４月下旬から匂いの強い部屋に行くと蕁麻疹が出るようになり、会社に行くと痒い。 ・匂いにとても敏感になり、洗剤・シャンプーも痒くなる。 ・H15年12月、久しぶりに携帯を買うが、電源をつけたとたん頭が重くなり、ずっと続く。 ・現在は携帯は使用していない。
	H16.3.18	楽になってきている。
	H16.4.8	全体的にとても楽。 他人が携帯を近くで使用しているだけで頭が重い。
	H16.4.28	随分楽になった。体もあたたかい。 電磁波ブロッカーを２つ持つことで携帯を使用しても頭が重くならなくなった。

氏名：K・T（女性）	年齢：25	住所：神奈川
病名：顔面の痙攣、緑内障、ニキビ、便秘		

【初　診】H16.4.13		・H15年12月～、右顔面がピクピクするようになった。 ・H15年１月～緑内障、ニキビ、便秘。
	H16.5.17	顔面がピクピクするのが治まった。ニキビも出にくく便秘も解消された。
	H16.6.14	調子良い。
	H16.10.15	視野、普通に見えるようになってきた。
	H16.12.7	調子良い。冬場なのに体が温まる。
	H19.4.17	眼の恐怖感じない。
	H19.5.15	視野検査で見える範囲が広がっていた。
	H19.12.18	視野、前より見えない部分が少なくなっている。
		その後、緑内障が進行することもなく調子良い状態が続いている。口内炎や頭痛、風邪などでご来院されています。

氏名：H・Y（女性）	年齢：34	住所：埼玉
病名：手足の痙攣		

【初　診】	H16.11.9	・２年前から手足の痙攣があり、病院を３箇所まわって検査をしたが原因不明で「気のせい」と片付けられてしまった。
	H16.12.2	手の痙攣が大分良くなり楽になったので、色々な作業がしやすくなった。
	H17.1.12	右手の痙攣がほとんどなくなった。左手も時々痙攣する程度になった。
	H17.2.8	手の痙攣は問題なくなったが、ストレスが溜まると足と顔が痙攣する。
	H17.5.2	４月後半から痙攣が気にならなくなり、調子良い。

氏名：A・T（男性）	年齢：38	住所：八王子
病名：眼の潰瘍		

【初　診】	H17.1.17	・半年前から右眼の下側が白くなり、えぐれたように陥没してきた。 ・この1ヶ月で陥没が少しずつ大きくなってきている。
	H17.2.23	まだ何も変わらない。
	H17.3.22	少しずつ陥没した部分が浅くなってきている。このまま様子を見ていきたい。
	H17.4.20	ほぼ治った。漢方卒業になりました。

氏名：I・S（女性）	年齢：60	住所：埼玉
病名：右膝、腿の痛み		

【初　診】	H17.4.1	・28歳で２人目を出産してから、右膝をつくとグジュグジュと音がするようになった。 ・お尻と足の付け根の筋肉が落ちてきた。 ・急いで階段を昇ろうとするとギシギシと腿が重くなり動けなくなる。
	H17.4.26	肩の痛みが取れた。足が強くなった。 下痢気味。
	H17.5.24	なんとなく胸がムカムカする。 下痢治った。
	H17.6.30	気になるところはほとんどない。
	H17.8.1	全然痛みない。
		その後は変わりなく、家族の看病ができるほど元気になった。

氏名：N・T(男性)	年齢：75	住所：愛知
病名：痒み、湿疹、白内障		

【初　診】	H17.11.15	・湿疹ができ、時々痒みがある。
	H18.6.12	この１ヶ月痒みがなかった。
		その後はほとんど痒みがなくなった。
	H19.5.22	右眼、白内障になった。
		その後痒みもなく、眼の調子も良い。 眼科で手術するように言われなくなった。 気になるところはなく元気で、色々な国に旅行に行くくらい元気。
	H24.4.17	漢方薬卒業。

氏名：K・M（女性）	年齢：54	住所：埼玉
病名：くも膜下出血、高血圧		

【初　診】	H17.12.28	・くも膜下出血の手術をし、身体、四肢に不自由はないがベッドに寝たきりになった。 ・血管がもろくなり、脳にダメージがあるため、健康を回復させるのは厳しい。入院中のため、ご家族が代診。
	H18.1.26	頭痛がある。血圧が高め。
	H18.4.22	寝ていると左臂部痛ある。 手術後体重4kg増えた。
	H18.6.8	右下肢に触ると痺れがある。
	H18.8.3	まだ右下肢の痺れがあり、肩こりもある。 近所の犬を借りて1時間歩けるようになる。
	H18.11.30	元気になった。 30分歩くと膝痛あり、肩こりと後頭部の重さもある。
	H19.2.23	まだ肩こりある。 脳外科から「通院不要」と言われた。
	H19.5.16	血圧も安定した。 ぎっくり腰になった。
	H19.6.13	元気。 平成30年まで身体の気になることをご相談に来られ、現在は、肩こりが酷い時に来院されています。

氏名：I・M（女性）	年齢：37	住所：愛知
病名：原因不明の胸の痛み、乳腺症		

【初　診】	H18.1.17	・25歳頃から胸が痛くなった。（締め付けられるような痛み） ・3つの病院で検査を受けたが原因不明のまま。 ・28歳頃同じ痛みで胸にしこりがあり、検査を受けたら乳腺症と診断された。 ・37歳の11月に咳が出て風邪を引いた途端に胸が痛くなり、背中まで痛い。 ・病院に6件行ったが原因不明。 ・息をしていると痛みを感じないときもあるが、寝返りすらできないくらいの痛みのときもあり、笑ったり声を出しても痛い。
	H18.1.31	初診から1週間で痛みがとれ、咳も止まった。
	H23.5.11	すぐに治ったので漢方薬を継続して服用しなかったとのこと。 再発してしまい、再度漢方薬の注文。2週間でまた治ったそうです。

氏名：Y・M（女性）	年齢：31	住所：武蔵野市

病名：遠位型ミオパチー（指定難病）		
【初　診】	H15.4.21	・生まれた時から跳ぶ、走る、階段を上ることが苦手だった。 ・女子医大にて治療（筋生検の結果、病名が付く）。
	H15.5.10	腕が上がるようになった。足も前より上がる。
	H15.6.10	少し良い感じ。
	H15.7.15	かなり良くなってきた。 首肩が凝る。
	H15.9.24	疲れた日でも前より良い。 気温により足が冷える。
	H15.10.28	かなり良い。 天気のせいで頭痛。
	H15.12.2	風邪気味。発熱。
	H16.1.6	大丈夫。
	H16.2.17	風邪もひかない。 首が凝る。 家では歩いている。
	H16.8.17	調子良い。 昨年より汗がでる。
	H17.2.15	調子良い。風邪が3日で治った。

氏名：H・T（女性）	年齢：21	住所：東京

病名：偏頭痛、左足のできもの

【初　診】	H19.2.14	・偏頭痛、左足に脂肪の固まりがある。
		頭痛がなくなった。２回目からできものが小さくなり始めた。
	H19.8.30	小さくなって柔らかくなった。
	H19.10.4	はじめより半分以上小さくなった。
		それからどんどん柔らかくなり、H21.1.15に漢方不要となった。

氏名：I・K(女性)	年齢：64	住所：横浜市

病名：息切れ、汗が出る

【初　診】	H15.8.26	・60歳くらいから息切れがする。 ・H12年の検診で卵巣が腫れていると言われた。 ・H15年の検診でも、まだ卵巣が腫れていると言われた。 ・緑内障もある。
	H15.9.20	何となく元気になった。
	H15.10.20	息切れしなくなった。
	H15.11.10	息切れしない。 汗は出るが、少なくなってきた。
	H15.12.2	息切れはずっとしていない。
	H16.1.8	無事に正月を迎えられた。 寒さのせいか軽い息切れがすることがある。 動悸はない。
	H16.2.2	ぐっすり眠れる。
	H16.3.5	足が冷え、耳鳴りがする。
	H16.4.6	前回の受診の1週間後から足の冷えは大丈夫になり、耳鳴りも微かにするだけになった。
	H16.5.10	どこも問題なく元気。漢方卒業。

氏名：W・E（女性）	年齢：69	住所：横浜市
病名：赤血球増加症		

【初　診】	H19.6.13	・H18年10月、めまいがしMRIを撮ったが異常なし。 ・H19年3月、健康診断で多血症と診断される。
	H19.7.10	山登りをしている。 めまいはしない。
	H19.9.18	山登りをしていて元気。
	H19.10.24	めまいありません。 眠りが深くなった。

氏名：A・Y（男性）	年齢：54	住所：沖縄

病名：原因不明の咳、貧血、便秘		
【初　診】	H19.7.19	・5月初めより咳が出始め、近医を受診したが治らなかった。 ・6/21にCTを撮ったが異常なし。 ・7/5、原因が分からないので順天堂大で入院をすすめられている。 ・咳と蕁麻疹が出る。
	H19.8.10	咳がかなり治まり、順天堂大への入院は断った。 便秘がひどい。 体重3kg減った。
	H19.9.12	咳は治まり、もう出ない。 便秘も治った。
	H19.11.14	健康になり、特に気になることはない。
	H19.12.12	順調に生活している。
	H20.1.7	左耳に違和感があり、虫がいるような感じがする。
	H20.3.12	耳は治って問題ない。健康体そのもの。
	H20.4.14	悪いところがないと思うほど快調。
	H20.12.26	快調。 漢方卒業。あとは気になる時だけ来院。

氏名：M・M(男性)	年齢：26	住所：東京
病名：円形脱毛症		

【初診】H18.9.11	・H17年から脱毛し始めた。 ・もともとは多毛だった。 ・順天堂病院の皮膚科に通院したがなかなか良くならず、H18年４月頃から再発。 ・一部分と言うより全体的に抜ける症状になった。
	精神的なことが原因でもあったので、免疫力を高める漢方と精神的にリラックスできる漢方を処方し、４週間で毛髪が元気になり、抜けなくなってきました。
	その後は気になる時のみ受診しています。

氏名：K・M（男性）	年齢：35	住所：兵庫

病名：バセドー病、甲状腺疾患、水頭症		
【初　診】	H19.9.25	・H19年3月からめまいとふらつきがあり、6月に病院で水頭症とバセドー病の診断を受けた。 ・物忘れをする。車で前に走っていてもバックしている感じがする。
	H19.12.28	調子は大分良くなってきたが、長時間運転すると疲れとめまいが気になる。 忘れっぽい。
		徐々に体力がついてきて、めまいが少なくなってきた。
	H22.12.28	長時間運転しても大丈夫になった。
		その後は特に気になることなくすごしている。 体調が気になるときは来院されています。

氏名：I・S（男性）	年齢：59	住所：埼玉
病名：パニック症		

【初　診】	H19.12.11	・H15年11月から胸全体が痛み、痛みがひどくなると気分が悪くなり立っていられない。 ・ふらつき地に足がついていないような状態で、通勤が大変。 ・脳、胸、首には異常がない。胃が少し悪く、薬を服用している。
	H20.1.19	12/30～1/2に痛みがあったが、その後は痛みなく、あっても軽くてすんでいる。 痛みに対する恐怖がなくなった。

氏名：M・K（女性）	年齢：28	住所：東京
病名：原因不明の耳の音（検査で異常なし）		

【初　診】	H20.4.14	・H19年6月中旬頃より右耳の中でシュッシュッという脈の音がするようになった。 ・一時的に1ヶ月程止むこともあるが、それ以外はほぼ毎日聞こえ、周囲が静かな環境だと音が大きく聞こえたり、特に就寝時に気になる。痛みはない。 ・1/24にMRIの検査を受けたが脳に異常はなく、原因不明。
	H20.5.12	変わらず。日中でも音がする。
	H20.6.9	大きな変化はないが、日によって音がしない時もある。
	H20.7.14	朝晩は音がするが、日中・仕事中はなくなった。
	H20.9.18	5日間音がしなかった。音が小さくなった。
	H20.10.24	日によって朝は音がしないこともある。杏林大学病院で右耳管が拡がっていると言われた。
	H21.1.13	12/20頃から音がしなくなった。
	H21.2.25	音がしなくなった。

氏名：Y・K（女性）	年齢：42	住所：兵庫
病名：黒い影が見える、てんかん、掌セキ膿疱症		

【初　診】	H20.4.25	・漢方を飲み始めた翌日から効果があった。
	H20.7.4	見えていた黒い影が消えた。
		調子良い。
	H25.2.19	てんかんと言われたが、全くなんともない。
	H25.7.24	掌セキ膿疱症で右手指先の皮がめくれて膿疱ができるのを繰り返すようになった。
	H25.12.6	膿疱が繰り返すスピードが遅くなり良くなった。
		以後、たくさんの患者さんを紹介して下さっている。

氏名：K・R（女性）	年齢：27	住所：神奈川
病名：てんかん		

【初　診】H22.12.28		・10月20日、イギリス滞在中に、セミナーが終わって席についたら発作。 ・帰国後、10月25日にも発作があり入院した。 ・脳波に異常があった。CT上はなんともない。 ・18歳の頃、下垂体に腫瘍があった。
	H23.1.14	1月8日に5回発作起き、救急車で搬送され入院した。
	H23.3.22	病院でどこも悪いところはないと言われた。 生理が来ない。
	H23.4.27	発作起きていない。 生理が来た。
	H23.7.6	病院で処方されている薬の量が減った。
	H23.8.4	身体が軽くなり、だるさが取れた。
	H23.10.20	9月20日の検査で脳波正常だった。
		安定していて元気。
	H28.2.23	てんかん発作、ずっと起きていない。 その後は気になることがあれば来院されています。

氏名：K・T（女性）	年齢：55	住所：奈良
病名：慢性胃炎		

【初　診】	H20.5.26	・若い頃より胃下垂。48kg→44kg。食べるのに努力が必要。 ・子宮癌H４年に手術済み。
	H20.7.15	食欲落ちない。
		仕事始めて漢方飲めない期間があった。
	H22.3.29	２年空いたが、食欲あり、問題感じていない。
	H27.6.30	動悸、息切れで来院、粉薬２種類処方し、その後元気。

氏名：H・M(女性)	年齢：67	住所：千葉
病名：類天疱瘡（指定難病）		

【初　診】	H20.12.8	・皮膚の表皮と真皮の境にある基底膜部のタンパクに対して自己抗体ができ、それにより皮膚や粘膜に水疱やびらんができる自己免疫性水疱症。 ・H18年３月、口の中にあちこち水疱ができ、歯を磨く時に痛く、硬いものやパイナップルが食べられなくなった。 ・歯科大を紹介され、類天疱瘡と診断。ステロイドを処方された。 ・ステロイドの副作用で、右大腿頸部骨折、左骨頭懐死。座って歩き出す時に痛む。 ・ステロイド中止すると、朝、手指がむくんで痛い。
	H20.1.15	口の中が落ち着いて、歯磨き出来るようになった。 歩く時の痛み大分良くなった。

氏名：T・K（男性）	年齢：66	住所：東京
病名：高血圧		

【初　診】H21.9.14	・60歳頃から血圧が170を超え、アムロジンを服用している。 ・コレステロールも上昇した。
	降圧剤の量が減り、気になるところもなく、2回目の診察で血圧144/80まで下がった。
	H25年には血圧120台まで下がり、120～130台をキープ。 今でも漢方薬を服用している。

氏名：T・K（女性）	年齢：68	住所：愛知
病名：高血圧、膝痛、めまい、口臭、網膜中心静脈閉塞症		

【初　診】	H22.2.20	・よく転ぶ。膝痛くて曲がらない。 ・高血圧でH21年1月から降圧剤を飲んでいる。 ・めまい、口臭、動悸。
	H22.3.1	まだ正座出来ないが、一週間経って軽くなった。
	H22.4.12	体が楽になった。正座もう少しで出来そう。転ばなくなった。
	H23.2.10	元気。正座出来るようになった。
		めまい、疲れあるが元気！　口臭も気にならなくなった。
	H27.6.12	左眼、網膜中心静脈閉塞症になった。
	H27.8.18	漢方を一週間飲んだだけで、視力0.2、0.4→0.7→1.2に回復。
		★H27.10.10（TEL） 眼科に通院しなくて良くなり、注射も必要ないと言われた。
		★H28.4.8（TEL） 眼完治と言われた。 その後は、身体が不調だったり、気になる時に来院されています。

氏名：T・K（男性）	年齢：25	住所：茨城
病名：クラミジア		

【初　診】	H22.1.22	・20歳頃に発症し、色々な病院に行ったが良くならない。
	H22.2.18	排尿痛が良くなった。 睾丸の痛みはまだある。
	H22.6.2	強い痛みがなくなった。 睾丸の痛みはチクッとする程度。 病院ではクラミジア菌がマイナスになっているので治っていると言われた。
	H22.8.5	排尿痛はまだ少しあるが大分調子良い。 夏になるといつも全身にブツブツができるが、今年はできなかった。
		その後は痛みが気になるときだけ来院している。

氏名：T・K（男性）	年齢：69	住所：埼玉

病名：糖尿病（右眼視力低下）、網膜剥離

【初　診】	H23.2.8	・10年前から糖尿病。目ざまし時計も見えなくなってきた。H22年10月視力さらに低下し、レーザー治療。
	H23.2.23	網膜剥離が良くなっていた。
	H23.3.31	指が目の前でしか見えなかったのに、離しても見える。 4/11に手術予定だが、延期したい。
		手術5/16まで延期。出来れば漢方で良くしたい意向。
	H23.5.17	視力が0.2に上がって手術不要になった。
	H23.6.30	視力が0.4まで回復。
	H23.9.15	視力が0.5まで回復。
		その後すっかり元気。体調不良の時のみ来院されています。

氏名：M・K（男性）	年齢：71	住所：埼玉
病名：自律神経失調症		

【初　診】H23.7.19（代診：奥様）
・尿・便の回数気にする。
・外に出ない。
・温度差気にしている。
・20kg減量、65kg→45kg

H24.3.29（代診：義姉）
元気になった。とても落ち着いている。
食欲が増した。
人に会うようになった。
肝機能OK。
体のほてりが気になる。

その後はH24年末まで漢方薬を続け、卒業。

氏名：A・J	年齢：50	住所：東京

病名：逆流性食道炎

【初　診】	H 6.12.9	・18〜19年前に女子医大で逆流性食道炎と診断され、漢方薬を服用し小康状態を保ってきた。 ・しかしこの一週間前から、また食事が全然食べられなくなってしまった。
	H 6.12.22	漢方を服用して２日目くらいから食べられるようになり、３日目には完食できるようになった。
	H 7.1.19	時々胃がつかえる感じがある。 人の多い場所でも食べられるようになった。
	H 7.2.16	15日の昼に１回だけつかえた。
	H 7.3.18	風邪を引いて38度の発熱があり、頭痛、腰痛、嘔吐したが、漢方を服用し良くなった。
	H 7.3.30	つかえることなく食べている。
		その後、H8年７月まで、胃の不快感や他の気になる症状で漢方を服用されていました。 現在は、胃のつかえは完全になくなり、風邪やあせも、腰痛や肩こり、疲れなどで毎月来院され、症状により漢方を処方しています。

氏名：M・M	年齢：53	住所：東京
病名：五十肩		

【初　診】	H13.10.24	・昨年冬から五十肩と拳上げ制限。
	H13.12.3	体調良い。姿勢が良くなり肩が上がるようになった。
	H14.3.22	痛みがなく、自転車に乗ることができた。 ジャケットや上着を普通に着られるようになった。
	H16.6.1	調子良く元気。 以後は、花粉症や風邪、関節痛などの症状が出た時に来院しています。

氏名：I・K	年齢：55	住所：東京

病名：右顔面神経マヒ

【初　診】	H18.8.1	・3年前より右顔面神経マヒ。
	H18.8.29	調子良い。
	H18.9.26	肌が綺麗になったと言われる。
	H18.11.21	とても調子良い。
	H19.2.24	眼の引きつり感がなくなったと言われる。
	H19.5.1	調子良い。
		以後は、花粉症、風邪、下痢の症状で時々通院される程度で、体調良く保っていらっしゃいます。

氏名：M・T	年齢：42	住所：東京
病名：甲状腺ホルモン異常		

【初　診】	H 8.8.7	・H8年6月、風邪をひき、微熱が続いた。
	H 8.8.21	微熱下がった。咳は変わらない。
	H 8.9.2	咳は前より出ない。
	H 8.10.2	だるさが抜け、かなり良くなった。
		その後H18年8月まで漢方を服用され、甲状腺の数値も落ち着き、以後は、近医の薬で治らない慢性的な膀胱炎や、下腹部不快、風邪などが気になる時のみ来院しています。

氏名：K・N	年齢：23	住所：福島
病名：食欲低下、ストレス		

【初　診】	H24.7.28	・1年前から食欲がなくなり、食べることが苦痛でしょうがない。 ・高校時代にも食べられない時期があった。
	H24.8.20	少しずつ食べられるようになってきた。
	H24.9.18	まだ食欲ないことがある。
	H24.10.29	ここ一週間胃の調子が悪かったが、良くなった。
	H24.11.26	体調良くなった。
		その後は、ストレスがあるときのみ、来院されています。

氏名：T・E	年齢：73	住所：東京
病名：リュウマチ		

【初　診】	H27.7.24	・3月から右手首と右膝が急に痛み出した。
	H28.7.28	随分良くなり、こわばりもなく仕事できている。
		その後は現在まで漢方薬を服用していらっしゃいます。 現在はリウマチのこわばりや辛さがとれ、お元気で過ごされているとのこと。

氏名：W・M（女性）	年齢：30	住所：埼玉
病名：多発性硬化症		

【初　診】	H24.6.18	・5/28より左頬の感覚異常。 ・5/30　重度のめまい、左小脳、大脳に病変。 ・6/1　入院し、ステロイド療法。
	H24.9.18	顔面と口腔内の違和感は消失した。
	H25.1.19	インターフェロンも導入せず良くなっている。 再発もない。 夕方になると嗄声になる。喉にポリープがある。

氏名：S・R（男性）	年齢：72	住所：東京
病名：感染性心内膜炎、糖尿病		

【初　診】	H24.9.19	・H24年２月に転倒。 ・H24年３月に入院。 ・H24年８月に退院した。 ・腰痛ある。寝るとき息苦しい。 ・胸水貯留している。
	H24.10.16	大分調子良い。夜、苦しくなく眠れる。
	H25.1.16	良かったり悪かったりする。 目覚めて心臓が苦しいことがある。
	H25.2.20	心臓が苦しくなるのが良くなった。
		以降は気になる時のみチェックしています。

氏名：M・S（女性）	年齢：41	住所：インドネシア
病名：ネフローゼ		

【初　診】	H24.10.20	・H21年６月発症。５回再発。 ・疲れ取れずだるい。下肢むくんでいる。今は寛解。
	H24.12.10	足のむくみ取れた。体も疲れない。
	H25.1.15	たんぱく尿出ている。ステロイド２mg服用。
	H25.4.27	３月下旬から免疫抑制剤を使用。 ステロイドは止めている。 とても体調良い。
	H26.3.26	むくみやすく、尿たんぱく＋３。
	H26.5.23	たんぱくマイナスになった。
	H26.11.26	急激な体重増加。ネフローゼ再発した。
	H26.12.19	二週間でたんぱくマイナスに。
	H27.7.7	６月中旬たんぱく＋２で、倦怠感と右足のだるさあり、再発分かった。
	H27.10.27	たんぱくマイナスになりました。
		その後再発することなく、H29年１月まで薬飲まれました。

氏名：Y・T（男性）	年齢：41	住所：埼玉
病名：骨髄異形成症候群		

【初　診】	H25.2.25	・4～5年前に検診で発覚し、骨髄移植を考えた。 ・2～3年前からアザができやすい。 ・食欲はある。
	H25.3.16	気になるところはない。
	H25.4.27	風邪気味。忙しくしていた。口内炎ができる。
	H25.6.22	順調。アザができやすい。
	H25.7.27	なんともなく元気。 口内炎ができなくなった。
	H25.8.24	体調良い。恐怖がない。
	H25.9.28	体調は大丈夫だが肩こりがある。
	H25.10.19	肩こりがなくなった。前回診察しただけでなくなったので驚いている。
		その後はずっと元気で、病気になる前は不健康だったが、それよりずっと良くなったとのこと。
	H27.7.4	漢方薬卒業。

氏名：R・K（女性）	年齢：44	住所：東京

病名：慢性アレルギー、偏頭痛（幼少期より）奇病

【初　診】H19.7.26	・10年前から手足がだるい。 ・生理前かゆい。アレルギー。 ・偏頭痛、花粉症。 ・３歳の時の交通事故の後遺症で、９歳から頭痛に苦しんでいた。 ・開頭手術からウイルスが入ったことが原因で激痛が起こり、長年にわたる痛み止めの使い過ぎでアレルギーを起こす。 ・気圧が変化することで全身に痒みが生じ、自律神経過敏症となり不眠症で眠れなくなり、朝まで通販番組で買い物をし、買い物依存症になる。
	大好物の牛乳と牛肉をやめ、漢方薬を真面目に服用し、どんどん良くなり鎮痛剤も必要がなくなり、よく眠れるようになった。よく眠れるので、通販もやめることが出来た。 H23年11月まで５年間漢方を服用されました。今では家族全員、ご親戚や友人まで花粉症や風邪、癌のチェックに来院なさっています。

氏名：N・R（女性）	年齢：52	住所：埼玉
病名：慢性膀胱炎、耳鳴り		

【初　診】H30.12.21	・慢性的な膀胱炎。
【TELにてご質問】 H31.3.20	耳鳴りが続いていて難聴がある。柴苓湯と西洋薬が処方されたが今飲んでいる漢方と一緒に飲んで良いか？
H31.3.25	膀胱炎は良くなった。 耳鳴りと難聴はまだあるが前回より楽になった。
	長年悩まされていた膀胱炎がたった２週間の服用で良くなった。 耳鳴りも楽になってきており、あと４週間服用する予定。

氏名：S・H（女性）	年齢：62	住所：埼玉
病名：非結核性抗酸菌症		

【初　診】	H25.9.18	・H22年５月の検診で異常あり。７月より加療開始。 ・H22年４月に肺炎になった。８月CTで影。 ・痰がオレンジっぽい。 ・午後に37.5℃くらい熱が出るので、辛い時は解熱剤を飲んでいる。
	H25.10.7	微熱出ない。咳も治まった。
	H26.3.26	発熱しなくなり元気。食事美味しい。
	H26.9.18	体調良い。熱も出ない。 CTで肺の影薄くなった。
	H27.5.1	すごく調子良く、咳も出ない。
		その後はチェックのみ来院されています。

氏名：U・M（女性）	年齢：55	住所：岩手
病名：耳鳴り、飛蚊症、痩せたい		

【初　診】	H25.10.18	・5月中旬より耳鳴り。
	H25.11.11	二週間過ぎたあたりから耳鳴り良くなった。 体がポカポカ温かい。
	H25.12.16	ほぼ気にならなくなって、静けさ戻ってきた。 右眼飛蚊症。
	H26.1.15	大分良くなった。気にならない日多くなった。 飛蚊症も良くなり、乱視もなくなった。
	H26.4.2	耳鳴り意識しない日が増えた。冷えもなくなり、 お酒飲めるようになった。
		その後、仕事も決まって働いている。耳鳴りも 冷えもなくなり、痩せて、太らなくなった。

氏名：I・K（男性） I・K（女性）	年齢：47	住所：千葉

病名：爪の色が黒くなる、更年期障害（夫婦）

【初　診】	H26.1.31	・1年くらい前から両側の小指の爪が黒くなった。
	H26.2.25	花粉症もなく絶好調。 歯科治療中。
	H27.2.23	爪の色が薄くなった。
	H27.10.2	調子良い。 その後はずっと心配なことなく、年1回チェックのために来院する。 ↓
【初　診】	H31.1.31	奥様が更年期障害のため来院。 ・ホットフラッシュが辛い。
	H31.2.22	たった1ヶ月漢方薬を飲んだだけでホットフラッシュが気にならなくなった。

氏名：M・M（男性）	年齢：45	住所：神奈川
病名：ヘルペス（顔面、全身）		

【初　診】	H26.3.24	・15歳の時にレスリングの大会に出て、相手選手との接触によりヘルペスに感染した。 ・試合後、ヘルペスが全身に発症。 ・その後は疲労時に口唇、口の周り、眉の上、頬、下顎などにできるようになった。
	H26.4.23	調子良い。
	H26.5.21	調子良く、ヘルペスを心配することがなくなった。

氏名：T・S（男性）	年齢：57	住所：東京
病名：下痢、腹痛		

【初　診】	H21.8.1	・この数ヶ月突発性下痢。腹痛。
	H21.8.31	一回おかしくなり、一日寝込んだ。ロンドンから成田に着いて病院に直行した。
	H22.10.25	このところ4、5日頭痛。たまに具合悪くなる。不眠、時差ボケ。
	H23.5.12	突発性下痢になった。出張多い。
	H23.10.13	先週4日ほど下痢。
	H24.2.20	一週間前アフリカから帰った晩より下痢。 肉、中華、サンドイッチ食べた。近医にて抗生剤下痢止を処方。 夕食後ワイン、夜中に下痢した。 明日から中国、海外出張。
	H25.5.23	一年間快調だった。 17日に中国から帰り、18日に体がだるく食欲低下。19日回復したと思ったが、下痢をして漢方飲んだ。 20日食欲なく、22日にやっと戻った。
	H27.3.13	体調良い。H26年6月に退職した。 7日、8日は下痢だけでなく寝込んだ。
	H30.11.9	疲れると腸にくることがあるが、順調。 今では、体調が気になる時に来院される。

氏名：Y・N（女性）	年齢：83	住所：千葉

病名：気管支喘息

【初　診】	H27.12.10	・喘息。
	H28.2.16	風邪も引かず喘息もない。 手足の冷え、痺れ、腰痛ある。
	H28.7.7	風邪も引かず喘息もない。冷えもなく、しびれもない。 定期的にチェックに来院なさっています。

氏名：T・M（女性）	年齢：43	住所：愛知
病名：脳出血（右側）→左半身麻痺		

【初　診】	H28.2.5	・H28年１月喫茶店でバイト中、脳出血で救急車で運ばれた。 ・たまたまコーヒーを飲みに来ていた看護士が、お母様が当院の患者さんだったと気づいたため、すぐに横内院長に連絡が入る。脳の画像を送ってもらい、翌日から漢方を送ることになった。それから毎日飲んでもらう。 ・２日目に麻痺した手が少し動くようになり、医師が驚いた。 ・リハビリが始まって３日で言葉が出るようになってきた。
	H28.4.8	３/31、CTで出血像が見られなかった。 3Cの状態からかすかな傷になり、左側の手足がよく動く。 言葉もスラスラ出るようになり、医師達が信じられない、と口にした。
		その後漢方薬をしばらく飲み、H30年３月には仕事を始められるまでになりました！

氏名：Y・N（男性）	年齢：76	住所：大阪
病名：帯状疱疹		

【初　診】	H28.4.7	・右脇腹に痛みがあり近医へ。帯状疱疹と診断され薬を服用するが痛みが緩和せず、ブロック注射をしていた。 ・寝ると痛みがある。 ・抗ウイルス剤を飲んでいる。
	H28.8.24	快便。痛みが減ってきている。
	H28.9.17	右腹部を中心に縮んできた。 痛みがだいぶ落ち着いて元気になった。

氏名：T・T(男性)	年齢：52	住所：東京
病名：潰瘍性大腸炎		

【初　診】	H28.7.4	・H5年～発症。3週間入院し、ステロイド治療。 ・H28年1月頃再発。 ・下痢、腹部膨満感、粘液＋。
	H28.11.7	漢方飲んで2日目で出血止まった。 9月中旬ステロイドプレドニンを減らした。(4T→2T) 10月上旬1.5Tにしたら出血。4Tに戻しても変わらず。
	H28.11.18	粘液便で頭くらくら。
	H28.12.2	昨夜から急に良い方向に。
	H29.10.31	7月右下肢急に腫れ、一時歩けなくなり、かゆみ、発疹出た。 腸は快調。
	H30.5.11	2月末に風邪引いた。咳が出た。 3月から出血。 下肢腫れたので、黄連解毒湯飲んだ。 食後すぐに便意。
		その後も定期的に漢方薬を服用されています。

氏名：O・R（男性）	年齢：19	住所：東京
病名：硬膜外血腫（交通事故による）、肺挫傷、頭蓋骨骨折		

【初　診】	H30.1.15	・1月30日に交通事故で硬膜外血腫と頭蓋骨骨折。肺挫傷。 ・左上腕、拳上げできず、やっと歩ける状態。 ・お母様が当院の患者さんだったので、本人の代わりに代診でお母様が来院。 ★ウイルス・細菌を叩く漢方、肺の働きを良くする漢方、脳の血流を良くする漢方が処方された。
	H30.1.29	1月24日に硬膜外血腫の手術を受けた。 歩けるようになった。 性格が、キレることなく穏やかになった。 言語のリハビリを予定している。
	H30.3.12	3月11日に退院した。 左頭皮の感覚がおかしい。 左上腕、肩の運動障害がある。 車に乗ると事故のことがフラッシュバックする。 ★肺の働きの漢方から、ウイルスや細菌で痛んだ筋肉を治す漢方薬へと変更になった。
	H30.4.13	血便があった。 たまに頭痛がする。 2週間リハビリせず、左拳上げ制限。 ★筋肉を治す漢方から免疫力を上げる漢方薬へと変更になった。
	H30.5.18	右側頭頂痛と眼の奥が引っ張られる感じがある。 左拳上げ制限は筋電図とリハビリで回復するだろうと言われた。 自分の車は大丈夫だが、他人の運転でフラッシュバック。バスも3駅乗るのが限界。
	H30.6.15	左側頭頂痛と左肩痛が少しあるが、1週間前に急に体調良くなった。 ★免疫力を上げる漢方薬が不要になった。

氏名：N・Z（男性） N・T（女性）	年齢：29,28	住所：東京
病名：不妊、精索静脈瘤、冷え性、副鼻腔炎（夫婦）		

【初　診】 《ご主人》 《奥　様》	H30.1.16	・結婚4年目で子どもを望んでいる。 ・H29年2月に精索静脈瘤の手術をし、精子が少ない状態。胃腸虚弱。 ・冷え性。
《ご主人》 《奥様》	H30.3.19	扁桃腺が腫れなくなった。下痢、軟便にならなくなった。 精子の運動が良くなっていた。精子が増えた。 2回人工授精したが、黄体ホルモンが少ないと言われた。
《ご主人》 《奥　様》	H30.4.10	副鼻腔炎が前ほどひどくならなくなった。 人工授精3回目をしたが結果出ず。4回目を4月7日にした。 頭痛と冷えがなくなった。花粉症。
《ご主人》 《奥　様》	H30.5.14	体調良い。 冷えなくなった。花粉症も大丈夫。
	H30.6.12	ご懐妊7週目。 つわりが始まって漢方薬が飲みづらくなってきた。
		その後はお二人とも体調良く、絶好調。 H31年2月に元気な女の子が生まれています。

氏名：H・M（女性）	年齢：49	住所：東京
病名：腹痛、下痢、胆石症		

【初　診】	H30.4.3	・H27年６月から胆石、腹痛。 ・H28年８月から下痢。 ・H29年６月、CA19-９が上昇したが、胃カメラ・PETでは異常なかった。 ・H30年２月から腹痛がひどくなった。 ・体重が減ってきて周りから癌ではないかと言われるので心配している。
	H30.5.2	胃の調子は大分良くなった。 腹痛、軟便はまだある。 生理痛が引っ張られるような痛み。
	H30.6.14	５月に風邪をひいてから時々痰が出る。 ここ２日くらい腹痛がある。 下痢は朝だけになった。 大分元気になった。 便も固めになってきた。
	H30.8.24	10日前より便秘だが元気。体重が３kg増えた。 周りから健康的と言われる。
	H30.11.1	便が細く下痢気味。 １週間前に朝下痢をして近医に行ったらウイルス性腸炎と言われた。 漢方薬を両親にも飲ませたいと思う。 子宮筋腫の心配があるので検査病院を紹介した。

氏名：M・H（男性）	年齢：63	住所：東京
病名：高血圧、胆石、痩せたい		

【初　診】	H30.12.13	・体重が93kgあり、中性脂肪も高いので減量したい。 ・食に関する仕事をしている関係上、夜は食事量を減らすことができない。 ・高血圧のため、血圧降下剤を20年服用している。 ・胆石のため、７年前に胆のうを切除した。 ・足のむくみがなくなった。
	H31.1.16	ウォーキングなどの運動も取り入れて1.5kg減量した。 しかし、正月明けでまた少し体重戻ってしまった。 トイレが近くなった。
	H31.4.3	85.5kgまで減量した。（7.5kgの減量） 一時期は83kgまで減った。 週２でウォーキングをしている。 １年前は３桁で基準値を超えていた中性脂肪が２桁まで下がり正常値になった。

氏名：Ｉ・Ｓ（女性）	年齢：77	住所：茨城
病名：脳梗塞後の口が曲ってしまった　歩行困難、手足のしびれ		

【初　診】	H14.10.10	・２〜３年前から右手、右足、左手、左足がしびれる。血圧高い。 ・ラクナ脳梗塞になった。手足強いしびれ、血圧も測れない程高かったが１週間で退院し、血圧も安定し、しびれもなかったが、頭痛がひどく口が曲がってしまったので、そのまま２週間入院した。 ・今では口が曲がっているしほとんど歩けない。 ・食事はスプーンで食べている。トイレは何とか自分で行くが、風呂は自分では入れない。介護の人が来てお風呂に入れてもらっている。魚を食べると蕁麻疹が出る。足がむくんでいる。歩けないので、毎回お嬢様から症状のお手紙を頂き、漢方薬を送る。
	H14.10.24	手足のしびれが軽くなる。いくらか歩けるようになる。
	H14.11.22	右手右足のしびれあったが、右手は使えるようになった。右側の耳の中がザワザワしている。
	H14.12.5	大分歩けるようになった。手のしびれが指に変わってきた。右後頭部、耳の中が痛い。
	H15.1.22	大分しびれは楽になったが、首と肩が重い。
	H15.2.19	指のしびれも楽になり、グーパーが100回出来ると喜んでいる。後頭部も少し違和感が残っているだけ。
	H15.4.15	食事作りもやれるようになり、とても喜んでいる。手足のしびれも軽くなり、お風呂も自分で入れる。
	H15.5.15	食事作りもゆっくりと毎日出来るようになり感謝しています。
	H15.6.26	少しずつ散歩したり、食事作りも早く出来るようになってきている。元気を取り戻した。
	H15.8.18	普通に生活出来るようになった。元気になった。
	H15.10.17	漢方薬卒業。奇跡が起きたと喜んでいる。

氏名：H・M（女性）	年齢：1	住所：山梨
病名：脳梁欠損症		

【初　診】	H26.3.25	・胎児期にMRIで脳梁欠損と言われた。 ・出生後より全身の筋緊張が低く、疲れやすい。 ・２ヶ月の時に幽門狭窄症の手術をした。 ・１歳２ヶ月の時点でまだ寝返りができていない。
	H26.5.23	自分で動けるようになり、楽しそうにしている。
	H26.6.26	お座りができるようになった。
		周囲とのコミュニケーションが取れるようになり笑顔が増えた。 体力も上がってきた。
	H27.1.16	ハイハイができるようになった。
		できる動作がどんどん増え、つかまって膝立ちしたり、四つん這いでお尻を上げたりするようになった。

氏名：T・R（男性）	年齢：4	住所：東京
病名：自閉症		

【初　診】	H19.6.19	・4歳なのに言葉がまだ出ない。
	H19.8.9	食欲ある。 言葉はまだだが大きな声を発している。 よだれを垂らし座り込んで動かない。 便秘がひどい。口内炎ができた。
	H19.9.20	活発になってきて機嫌が良い。 たまにくしゃみが出る。口角炎になった。便秘。
	H19.12.17	お兄ちゃんになってきた。ニコニコしている。 便秘。
	H20.2.22	機嫌が良い。昨夕「おいしい」と言った気がする。
	H20.3.21	言葉にならないが、自分から声を発することが多くなった。
	H20.6.25	初めて泣いた。
	H20.8.29	幼稚園の先生に「お兄さんになった」と言われた。
	H20.9.24	煎じ薬をごくごく飲むようになった。
	H20.11.10	コミュニケーションが取れるようになり、表情が豊かになった。
	H21.1.21	快活になった。年末、先生に「おはよう」と言えた。指示に従えるようになった。
	H21.3.18	半年前はできなかったが、お手伝いをするようになった。お腹をマッサージすると便通良い。
	H21.5.15	4月1日、「おはよう」と言えた。 先生の身振りを真似るようになった。
	H21.9.10	7月末、初めて「ママ」と言った。「やって」とお願いできた。
	H22.3.29	表情が豊かでハキハキしている。オムツが取れた。
	H23.5.10	調子良い。ハミングするようになった。その後も定期的に来院され、漢方薬を少しずつ服用されています。

氏名：A・M（女性）	年齢：10	住所：千葉
病名：化学物質過敏症		

【初　診】H18.9.29	・H16年11月に突然アトピー性皮膚炎になった。 ・合成香料を嗅ぐと皮膚に湿疹が出たり気持ち悪くなったり、頭痛がするようになった。
H18.10.27	漢方を服用すると少し胃痛がある。 学校には行けている。
H18.11.25	頭痛と気持ち悪さが治った。 4日前からお尻が痒い。
H18.12.27	大分良い。 症状出なくなり、痒みもない。
H19.1.13	10日、11日に風邪で気持ち悪く頭痛があったため、学校を休んだ。
H19.2.7	電車の中で香水の匂いがしても大丈夫になった。
H19.3.17	ほとんど気にならなくなった。
H19.4.14	体調崩すことなくなり、大丈夫になって、学校を休まなくなった。
H19.6.2	眼も痒くならず、眠くもならない。 月末に鴨川の農村に3泊4日で行った。昨年は帰ってきて痒み、痛みが出たが、今年は大丈夫だった。

氏名：Y・M（女性）	年齢：4	住所：茨城県
病名：動脈管開存症、意識喪失発作（原因不明）		

【初　診】	H14.7.27	・生後14日目に手術（先天性心疾患）後、気管支炎と肺炎を併発。 ・２歳11ヶ月より意識喪失発作。約１年間に１度の割合で３歳、４歳時に起きており、病院に行って精密検査をしても原因不明だった。 ・いつも舌に地図状の潰瘍があり、虫刺されも治りにくい。 ・抗生物質でショック症状を起こす。
	H14.9.19	発作起きていない。 舌の潰瘍もなくなった。 軟便も止まり、便が黒くなった。
	H14.10.28	元気になった。 幼稚園の先生に声が大きくなって元気になったと言われる。
	H15.1.8	時々37.6度の熱を出すがケロッとして元気。夜になると平熱に下がる。
	H15.2.14	１月朝軽い発作が起きた。返答がなく手足は動く。 10分経過後嘔吐して病院へ行った。 １月末、右顔面がチックのようになり、嘔吐した。
	H15.3.17	発作なくなった。 てんかんの投薬を勧められ、ご両親は投薬したくないとの意向だったが、秋頃も発作があったため、てんかんの投薬をしながら、漢方薬を少しずつ服用しています。

氏名：H・S（女性）	年齢：6	住所：東京

病名：アトピー性皮膚炎、花粉症

【初　診】	H14.6.25	・1歳でアトピーになった。 ・特にプールがダメで、入ると全身がサメ肌のようにブツブツになる。
	H14.7.29	プールに入っても大丈夫になった。
	H14.9.2	きれいになってきた。
		以後、何かあったとき（発熱、頭痛、花粉症）に来院。

氏名：I・K（ 性）	年齢：7	住所：長野
病名：進行性筋ジストロフィー（デュシレンヌ型）		

【初　診】	H 9.12.2	・H８年３月に下肢脱力し、お座りできなくなった。 ・運動会で鉄棒ができなかった。 ・大腿四頭筋の萎縮、アキレス腱の短縮が見られる。 ・階段を登ることが困難で、うまく走れない。
	H 9.12.16	目覚めが良くなり、笑うことができる。
	H10.2.28	主治医から「少し筋力アップしている」と言われた。
	H10.5.9	転びやすい。
	H10.6.27	一時期よりは調子良いが、波がある。
	H10.12.26	転ぶことが減った。
	H11.4.24	少しずつ力がついてきた。
		その後は年２回くらいのペースで来院。

横内 正典（よこうち　まさのり）
1944年、旅順市（中国）生まれ。1971年、弘前大学医学部卒業。函館市立病院、弘前大学医学部第二外科などに勤務。1982〜1993年、青森県三戸郡田子町・町立田子病院院長。現在は、東京にて横内醫院院長。専門は消化器系癌。
日本癌学会会員
日本再生医療学会会員

●著書……「究極の癌治療」「絶望を希望に変える癌治療」「闘い続ける漢方癌治療」「救いたい！ 肺癌漢方治療のすべて」「癌になったらやるべきこと、してはいけないこと」「続・絶望を希望に変える癌治療」「抗癌剤の副作用で苦しまないために」（以上たま出版）、「末期癌の治療承ります」（光雲社）、「癌治療革命の先端 横内醫院（監修）」（展望社）

あきらめない！　慢性的なからだの悩み

2019年7月12日　初版第1刷発行

著　者　横内 正典
発行者　韮澤 潤一郎
発行所　株式会社 たま出版
〒160-0004 東京都新宿区四谷4－28－20
☎ 03-5369-3051（代表）
http://tamabook.com
振替　00130-5-94804

組　版　一企画
印刷所　株式会社エーヴィスシステムズ

ISBN978-4-8127-0431-8　C0047